MANCHMAL EIN KUNSTSTÜCK

16 Drahtseilakte des Lebens mit Chronischer Myeloischer Leukämie

FOTOS VON BERT SPANGEMACHER

INHALT DES BUCHES

VORWORT

Aus eigener Erfahrung wissen wir, dass die Diagnose Leukämie ein Schicksalsschlag mit vielen Fragen und wenigen Antworten ist.

Mit einer Krebserkrankung zu leben bedeutet plötzlich Ängste zu überwinden, Lebensprioritäten zu prüfen, die Krankheit zu kommunizieren oder zu verschweigen, stark zu sein und Schwäche einzugestehen, Normalität zu erleben und Widerstand zu überwinden. Vor allem aber: berechtigte Hoffnung darauf zu haben, irgendwann vom Krebs geheilt zu sein.

Vor dem Jahr 2000 verlief die Krankheit meist tödlich, durch Fortschritte in der Forschung können die meisten Patienten heute mit ihr sehr alt werden. Doch das Leben mit Chronischer Myeloischer Leukämie gleicht trotzdem manchmal einem kleinen Kunststück. Dieses symbolisiert die täglichen kleinen und großen Herausforderungen, denen sich Patienten und Angehörige immer wieder stellen müssen.

Dieses Buch war für uns eine einmalige Gelegenheit, 16 Menschen mit Chronischer Myeloischer Leukämie zu begegnen. Es war spannend, zu erfahren, wie unterschiedlich die Lebenswege der Menschen sind, die mit dieser Erkrankung konfrontiert werden – und dass viele von ihnen ihr Leben neu ordnen, um Dinge zu tun, die ihnen wichtig sind.

Die Gesichter und Gedanken in diesem Buch geben die täglichen kleinen und großen Balanceakte, Freuden und Sorgen aus individuellen Perspektiven wieder, die unterschiedlicher nicht sein können, aber doch eines gemeinsam haben.

Jeder von uns hat sein persönliches Kunststück, seine eigene Geschichte, die er dazu erzählen kann: Dieses Buch zeigt 16 bewegte Drahtseilakte des Lebens mit Chronischer Myeloischer Leukämie.

Wir hoffen, dieses Buch gibt anderen Patienten, die neu mit einer Krebsdiagnose zu kämpfen haben oder seit langem damit leben, Unterstützung, Hoffnung und Inspiration.

Bert Spangemacher & Jan Geißler

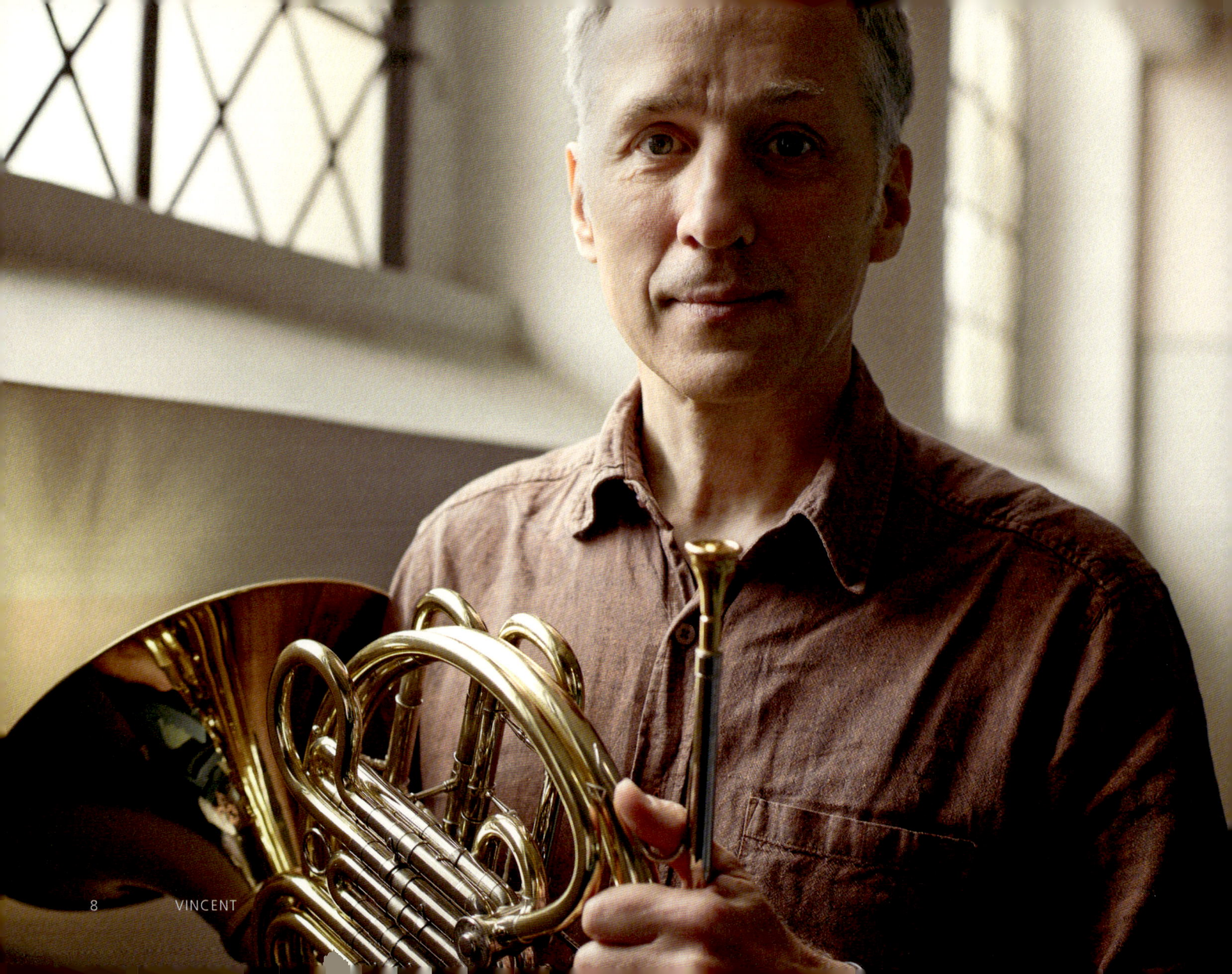

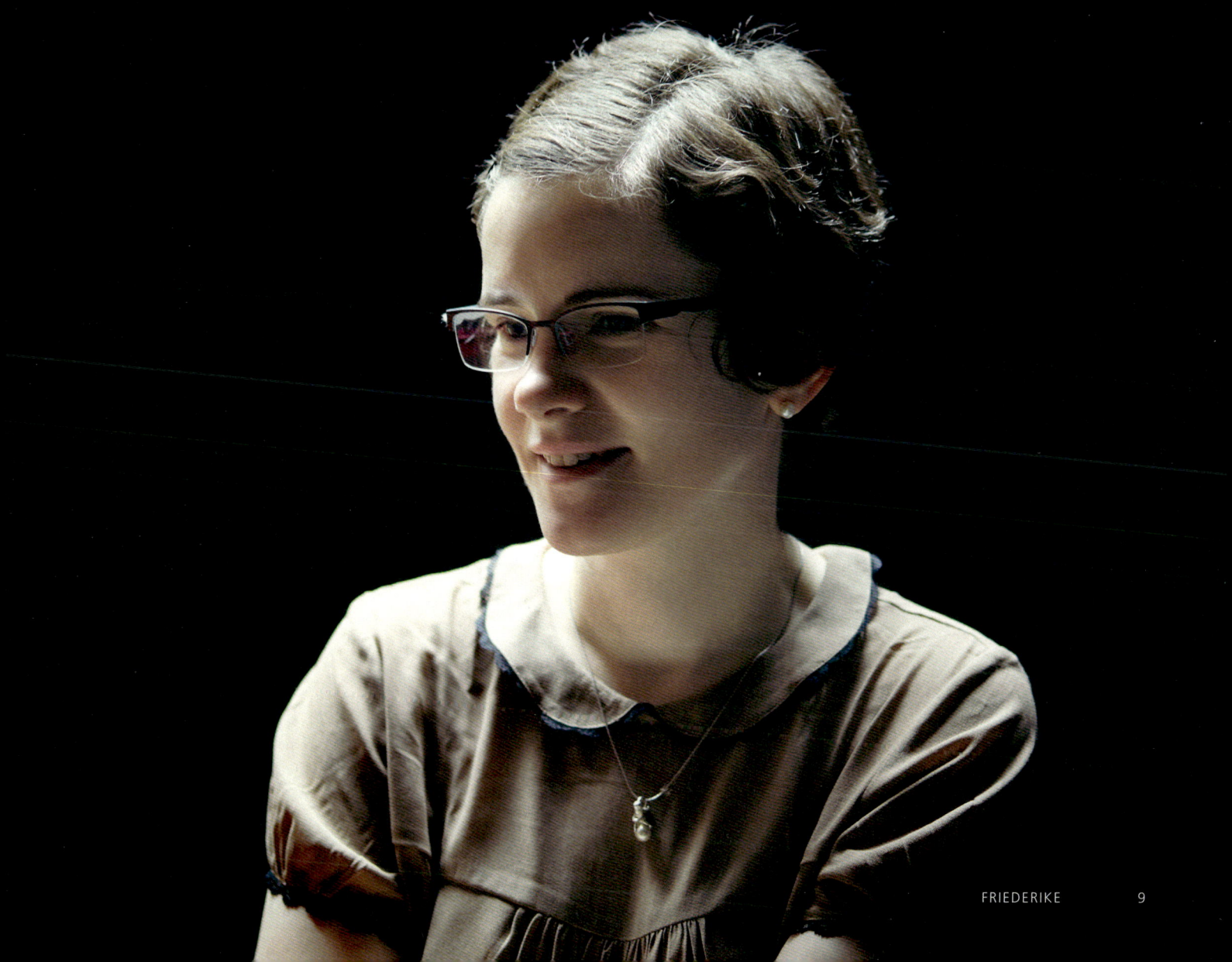

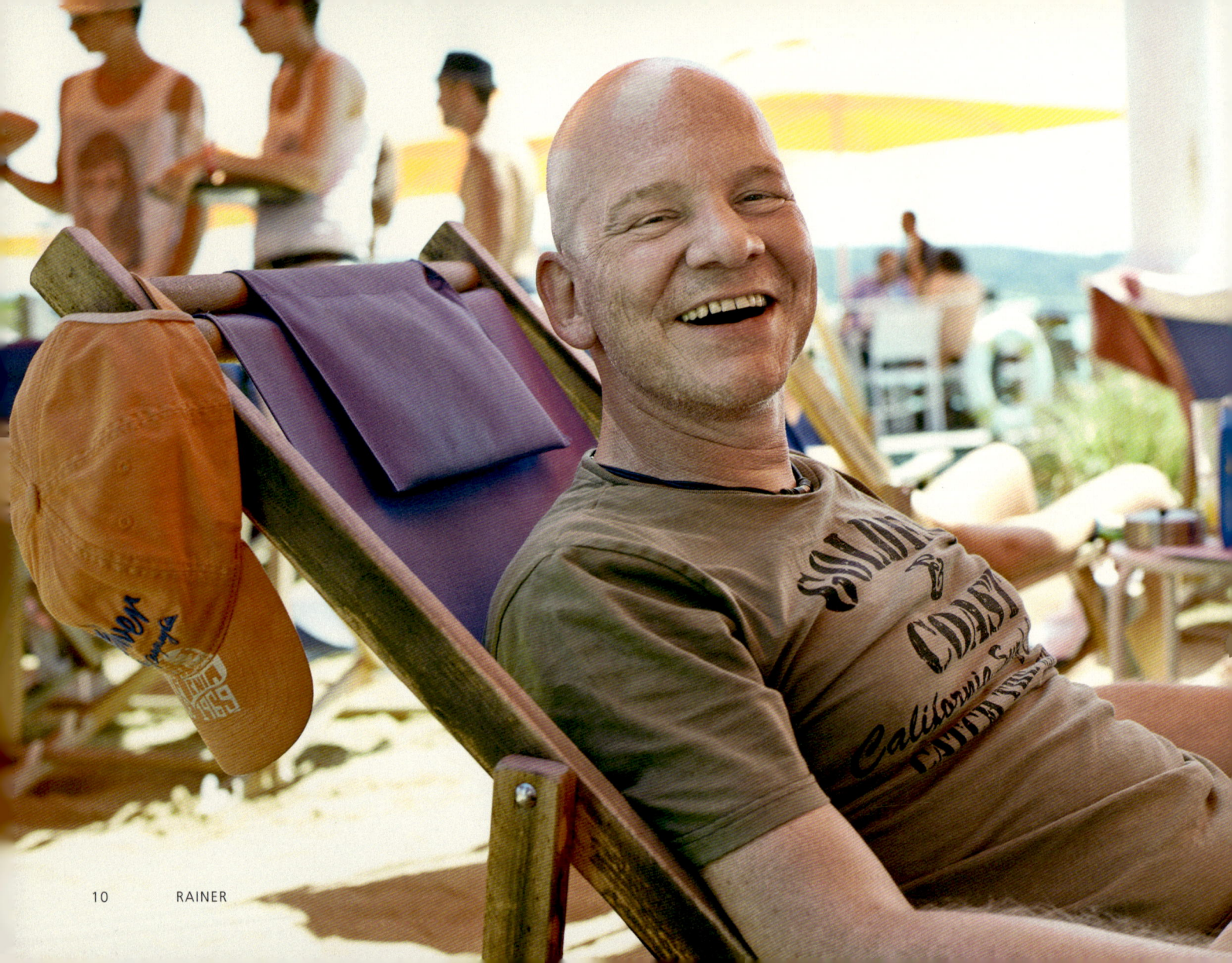

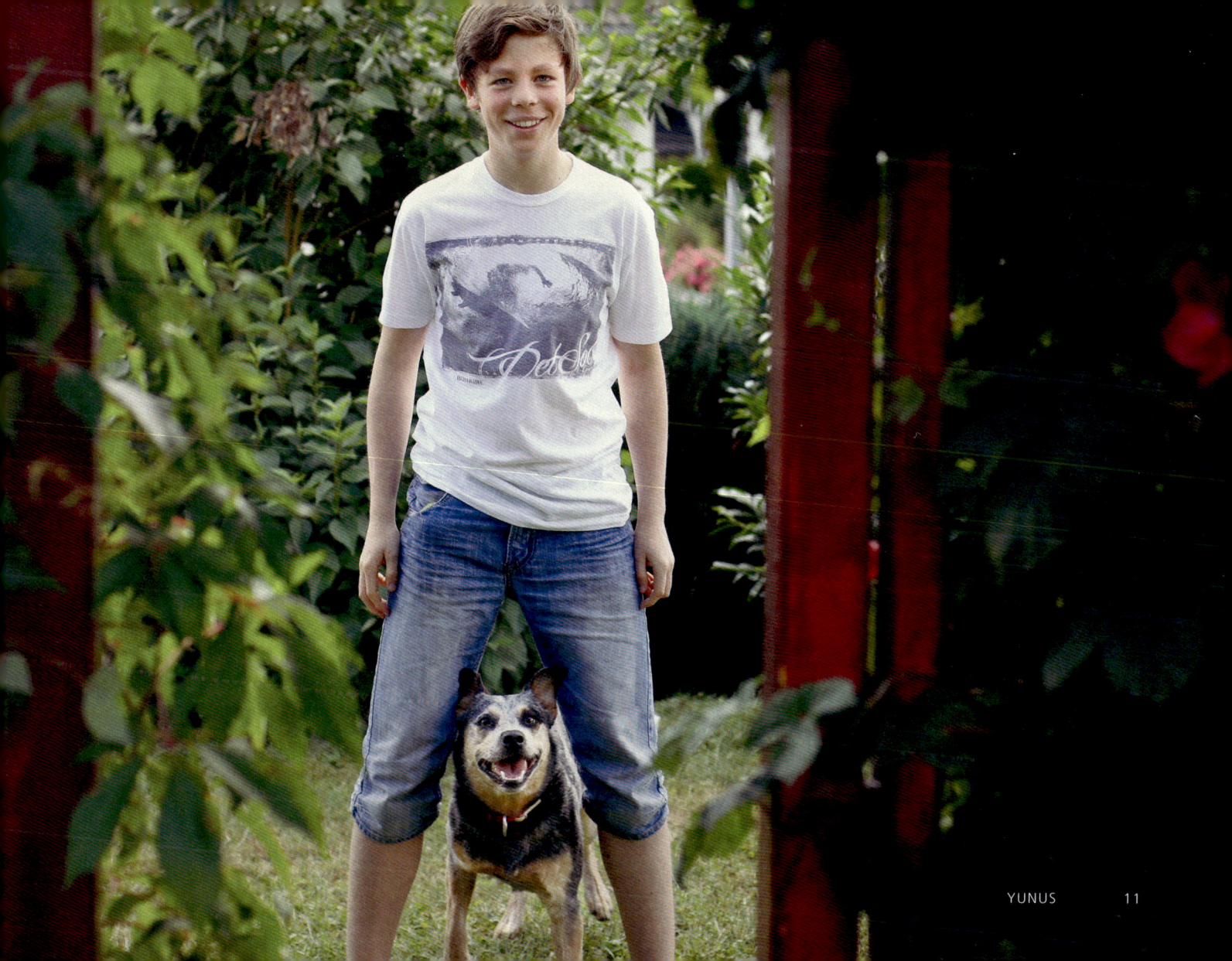

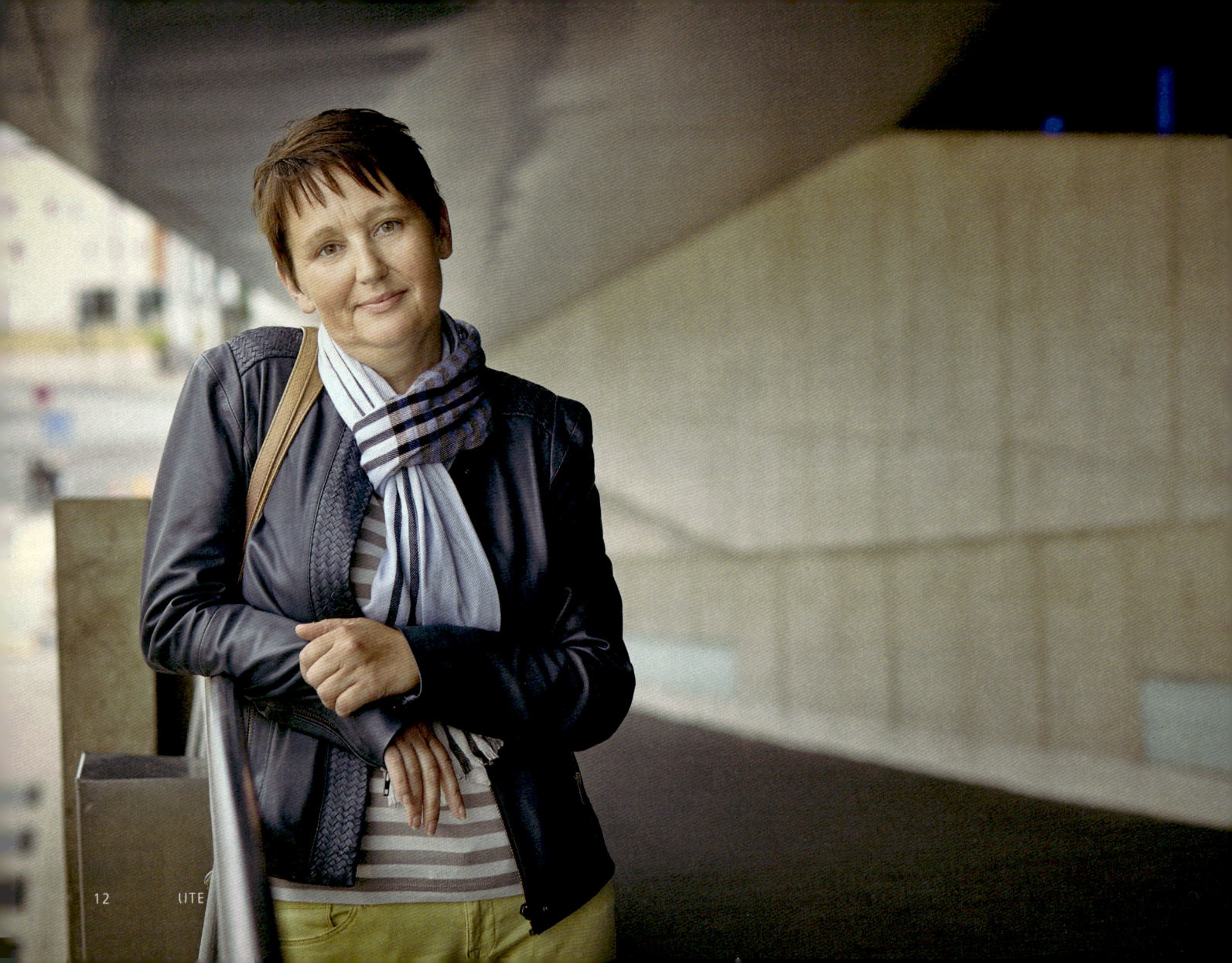

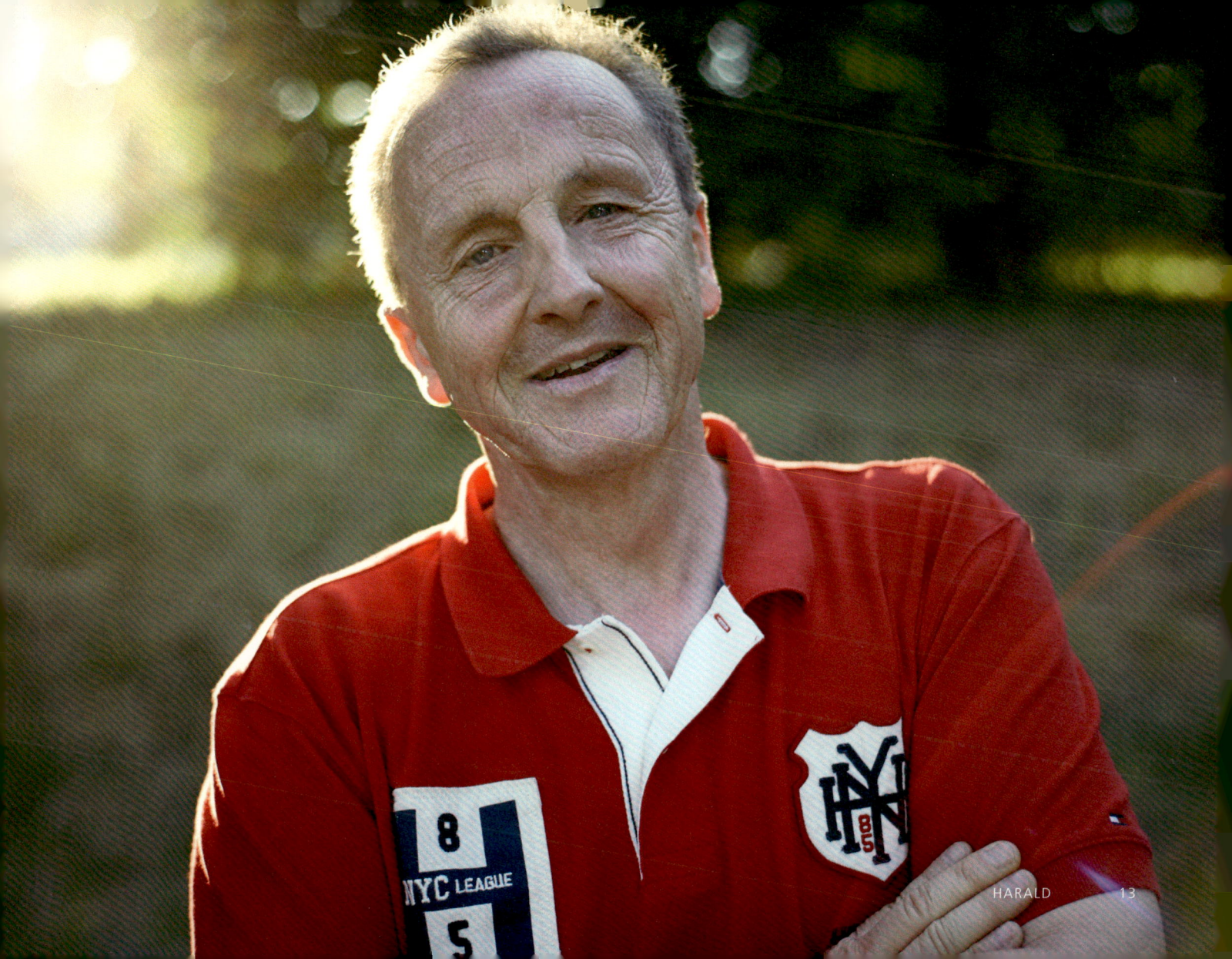

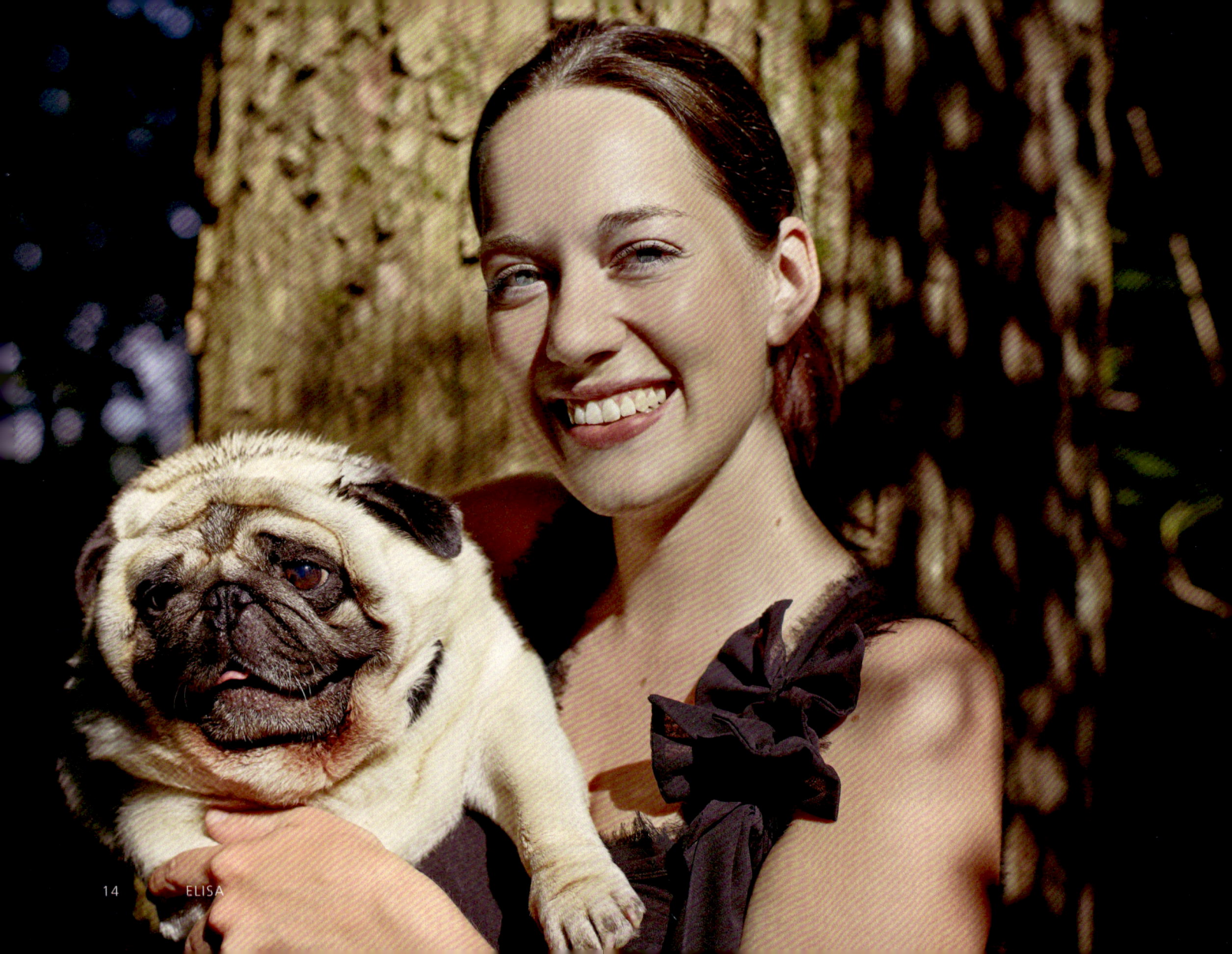

ELISA

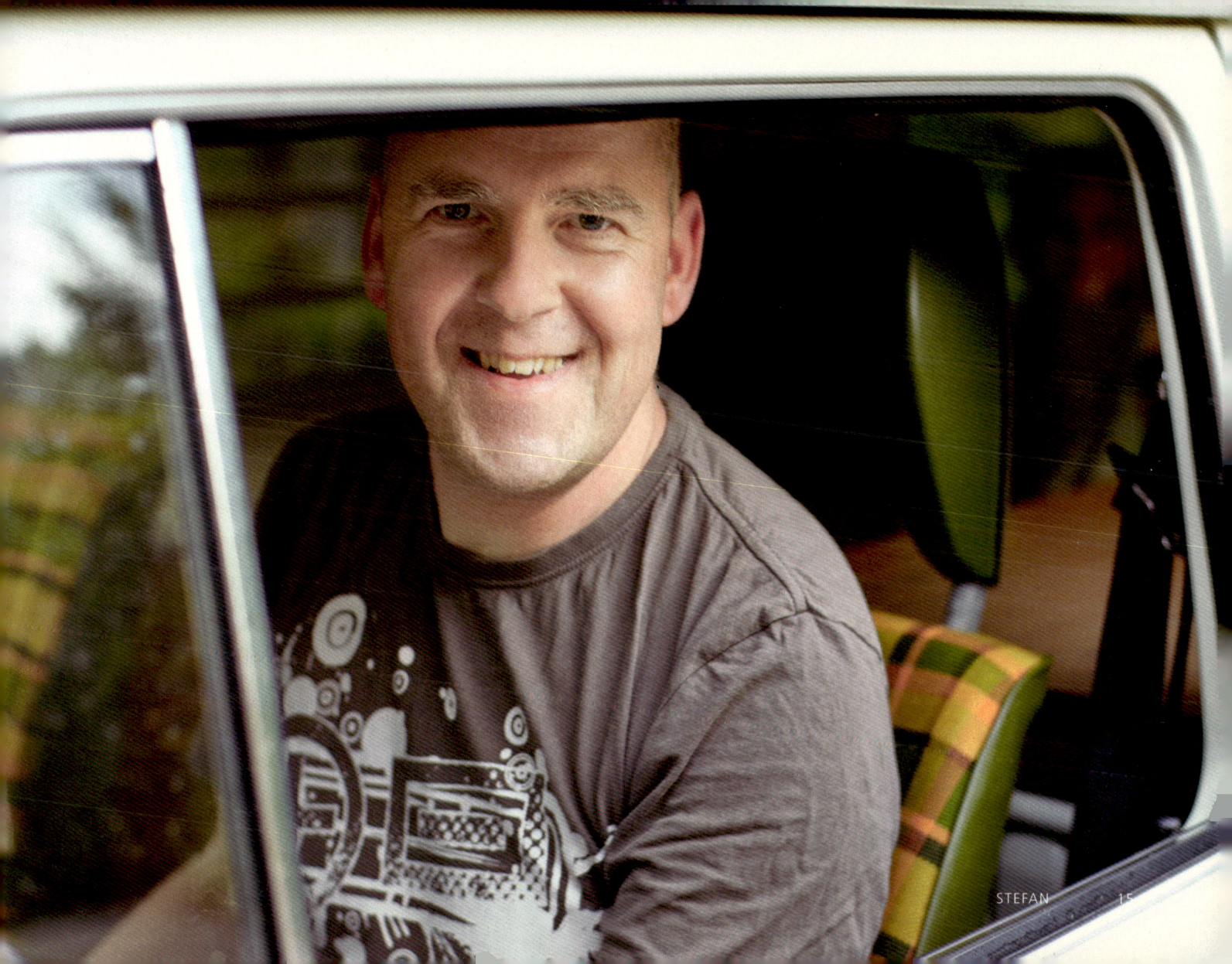

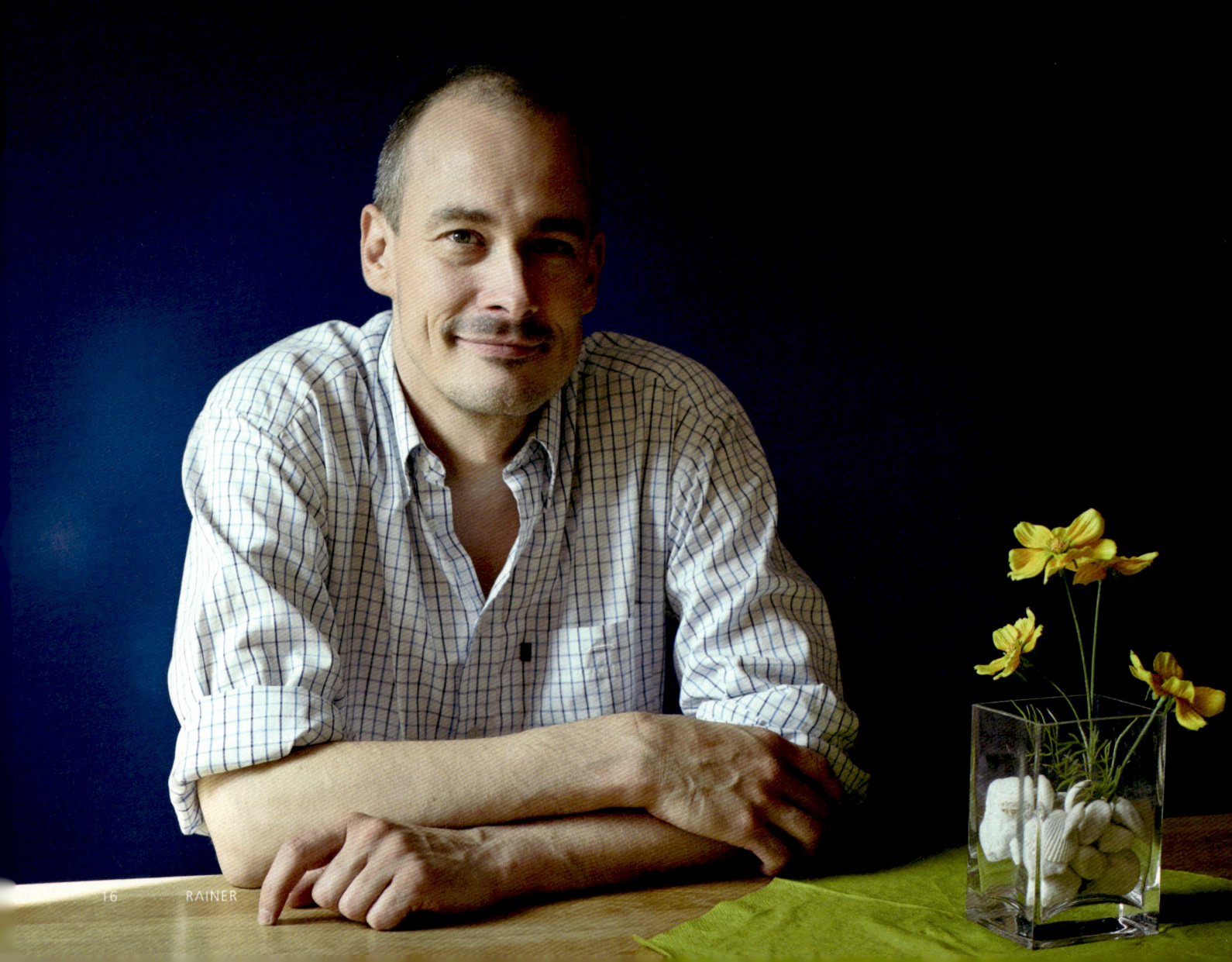

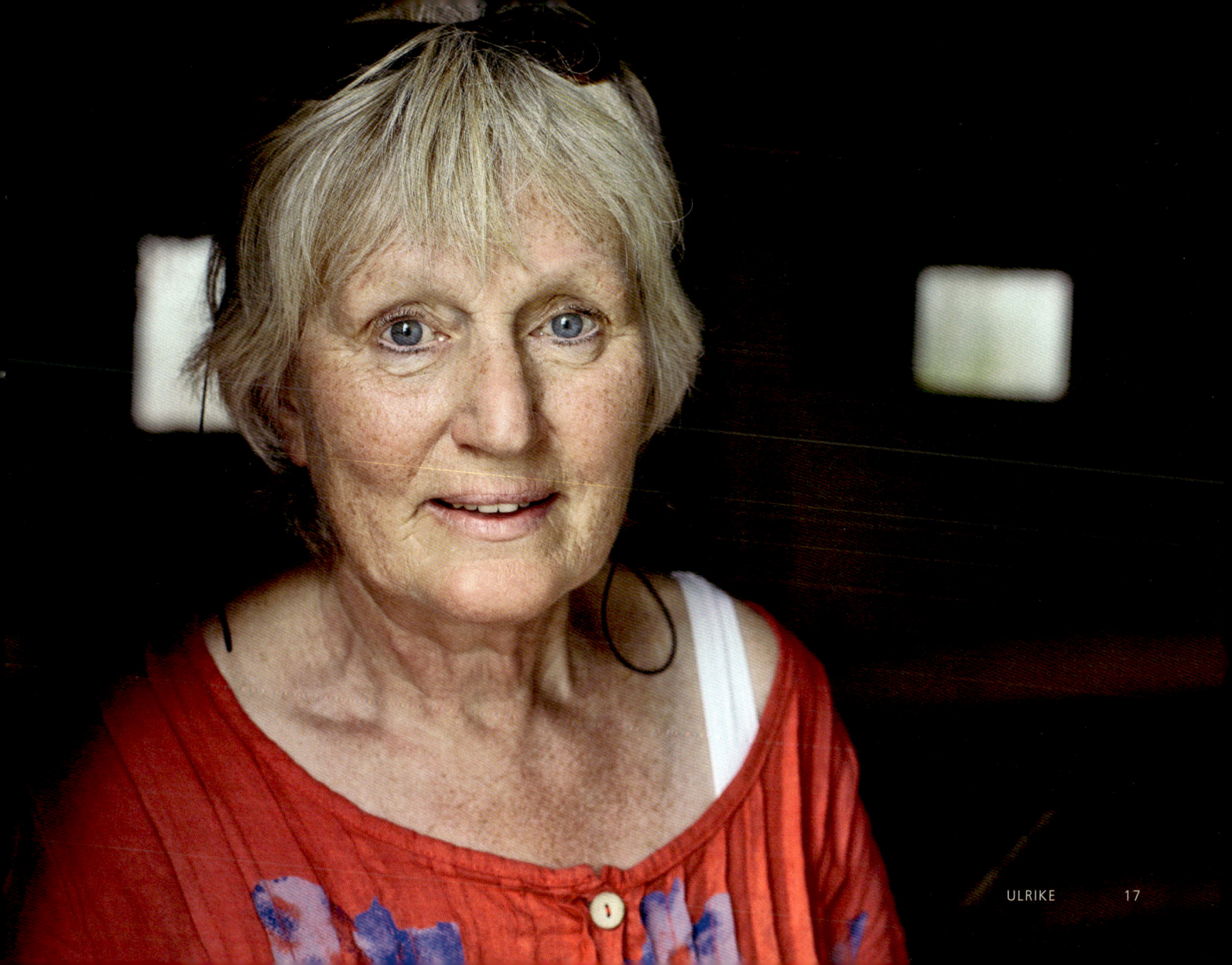

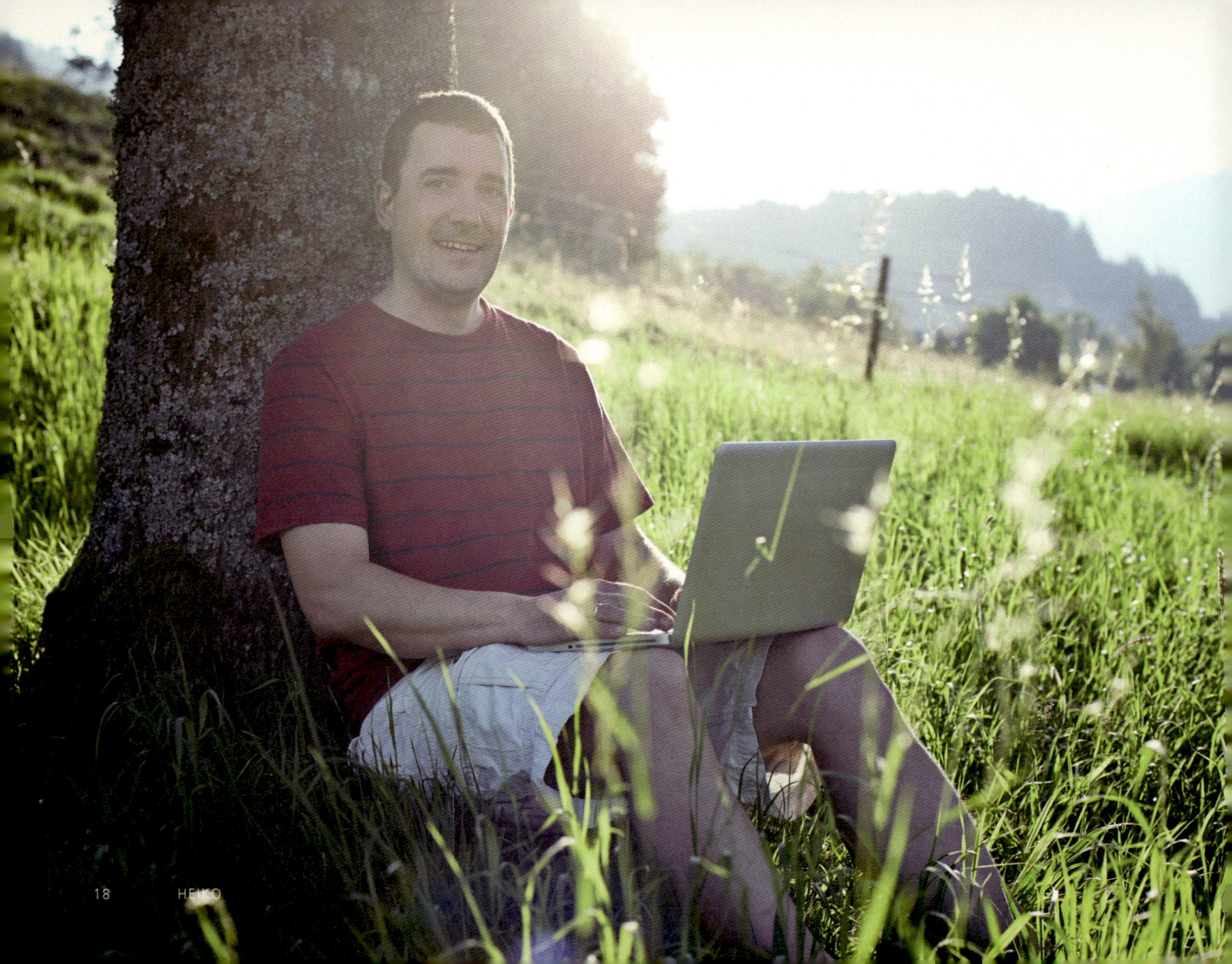

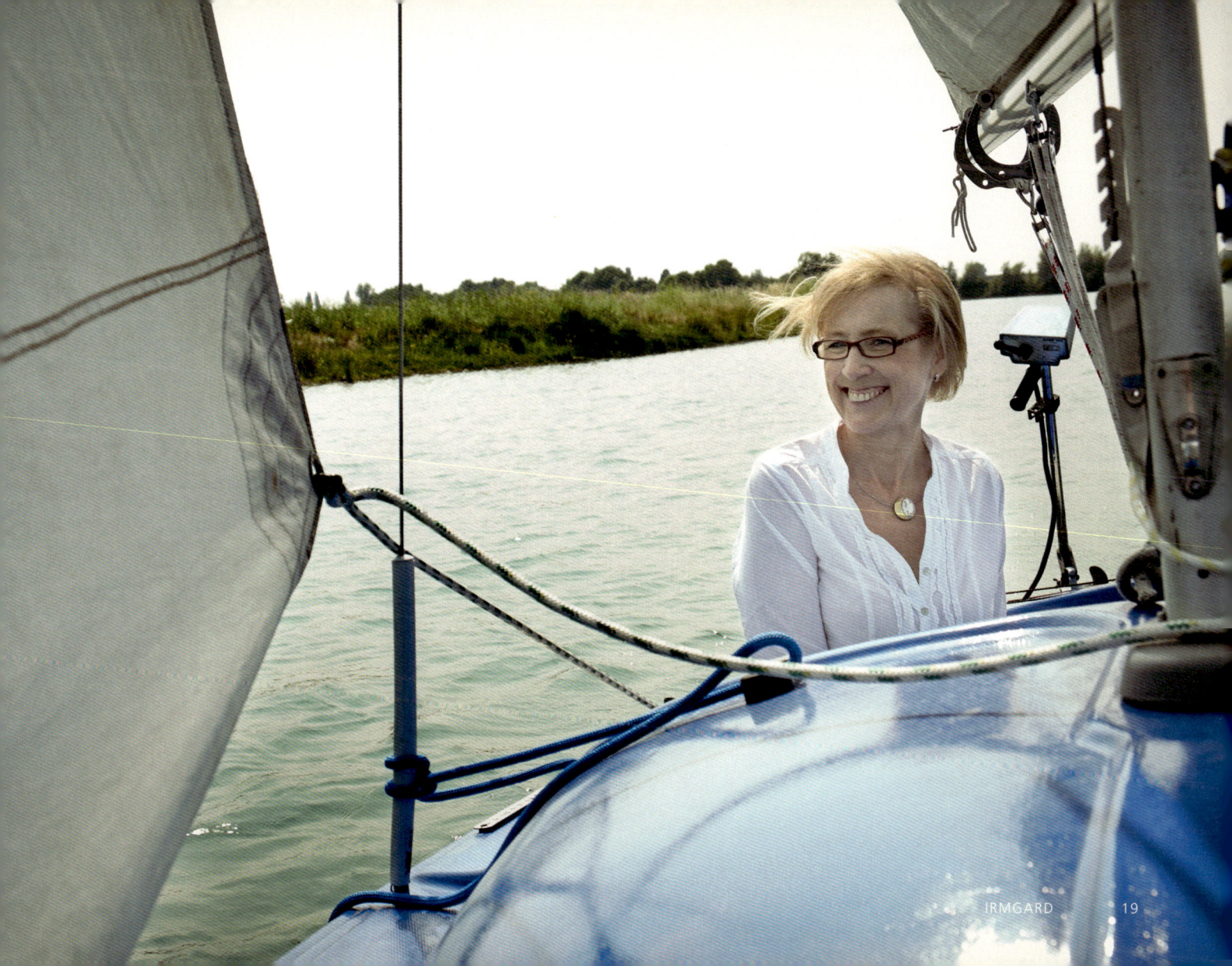

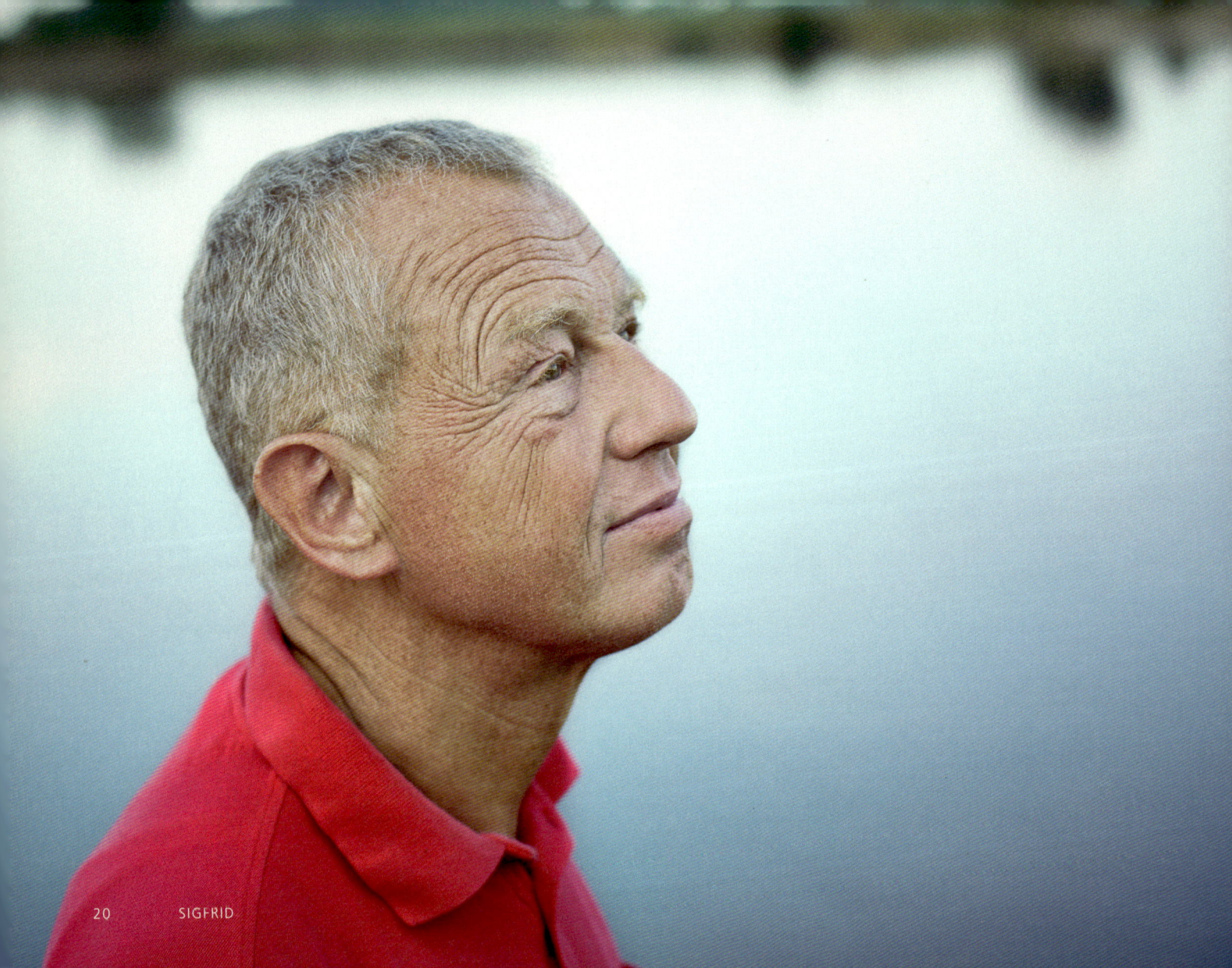

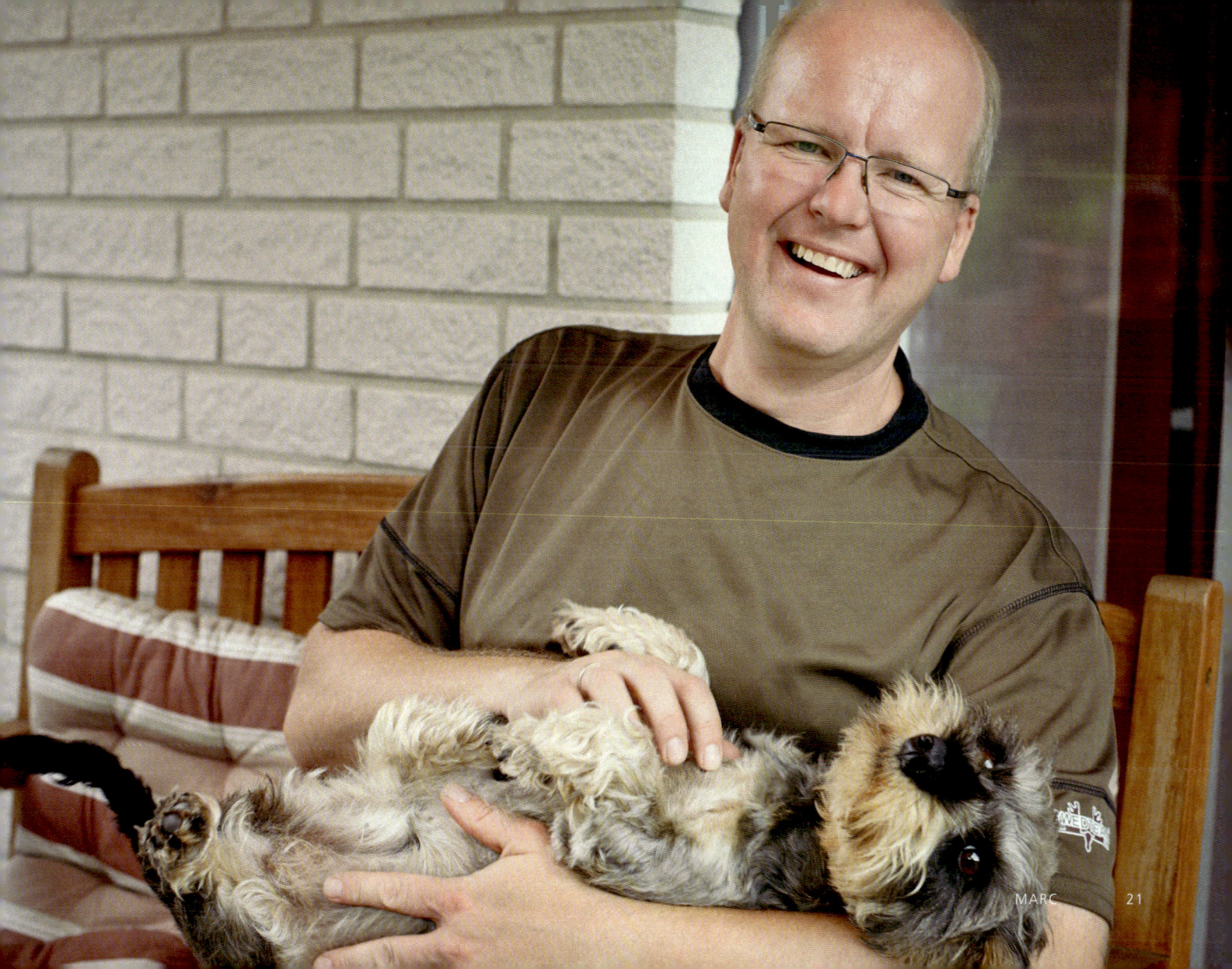

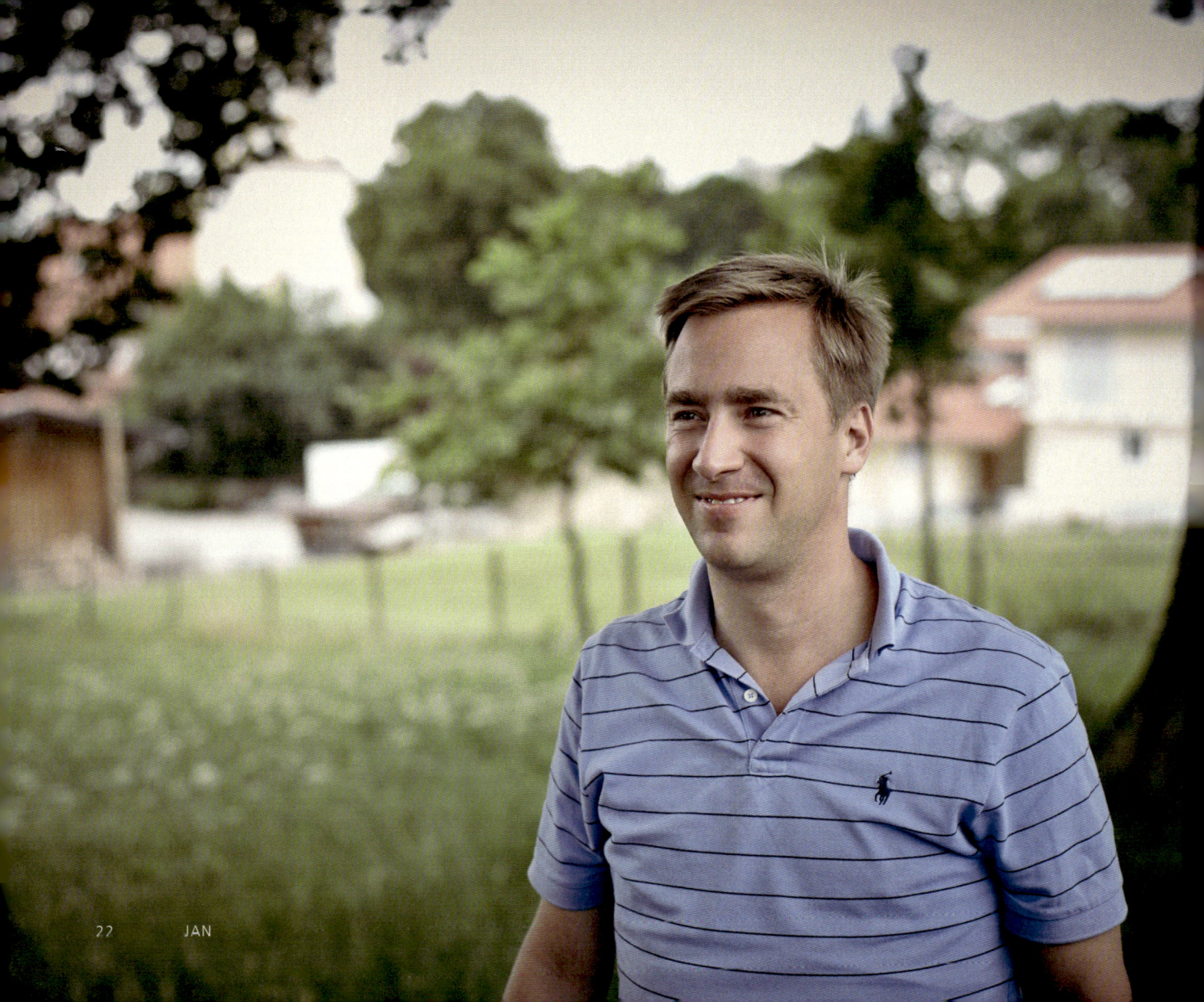

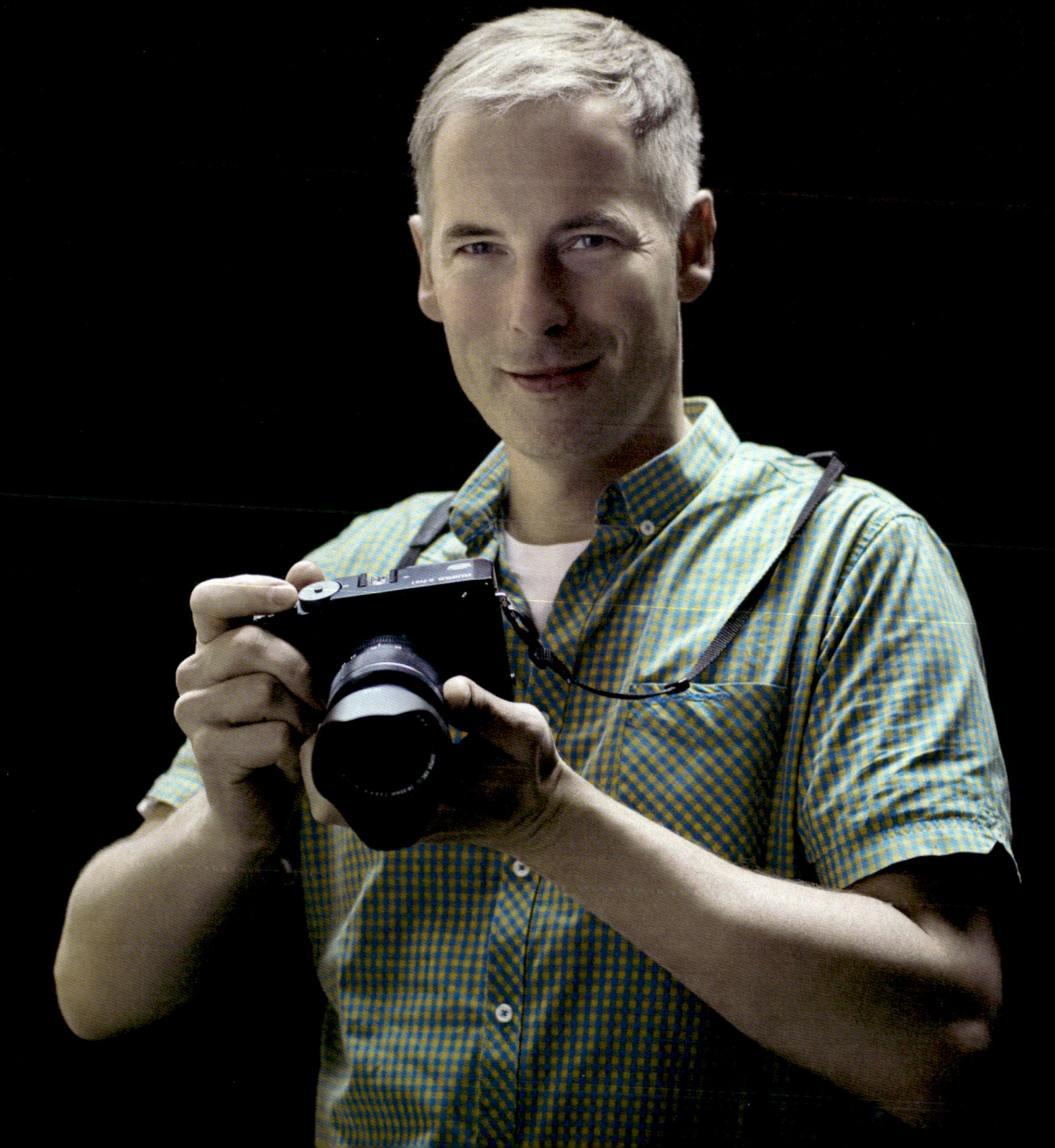

VINCENT

Zürich – Detmold – Nizza: Vincent ist viel unterwegs. Das liegt nicht nur daran, dass er eine Fernbeziehung hat – der 56-Jährige reist auch sehr gerne. Seine Eltern sind Franco-Kanadier, er ist in New York und Queens aufgewachsen. Lange Zeit hat er als Hornist in einem Orchester gespielt, bis es wegen der CML nicht mehr ging. Heute gibt er Horn-Unterricht und lehrt die Feldenkrais-Methode. Außerdem tanzt er leidenschaftlich gerne Tango.

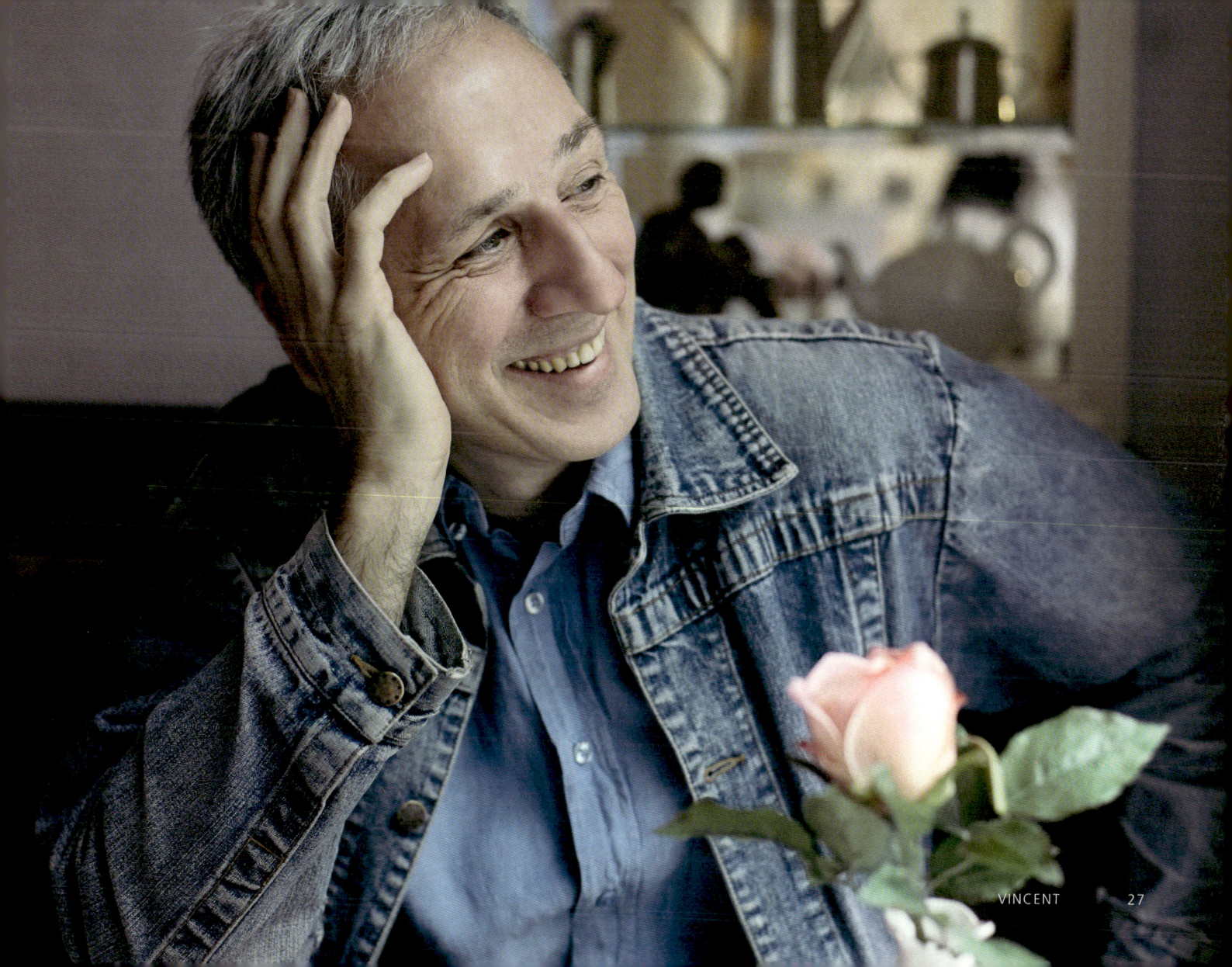

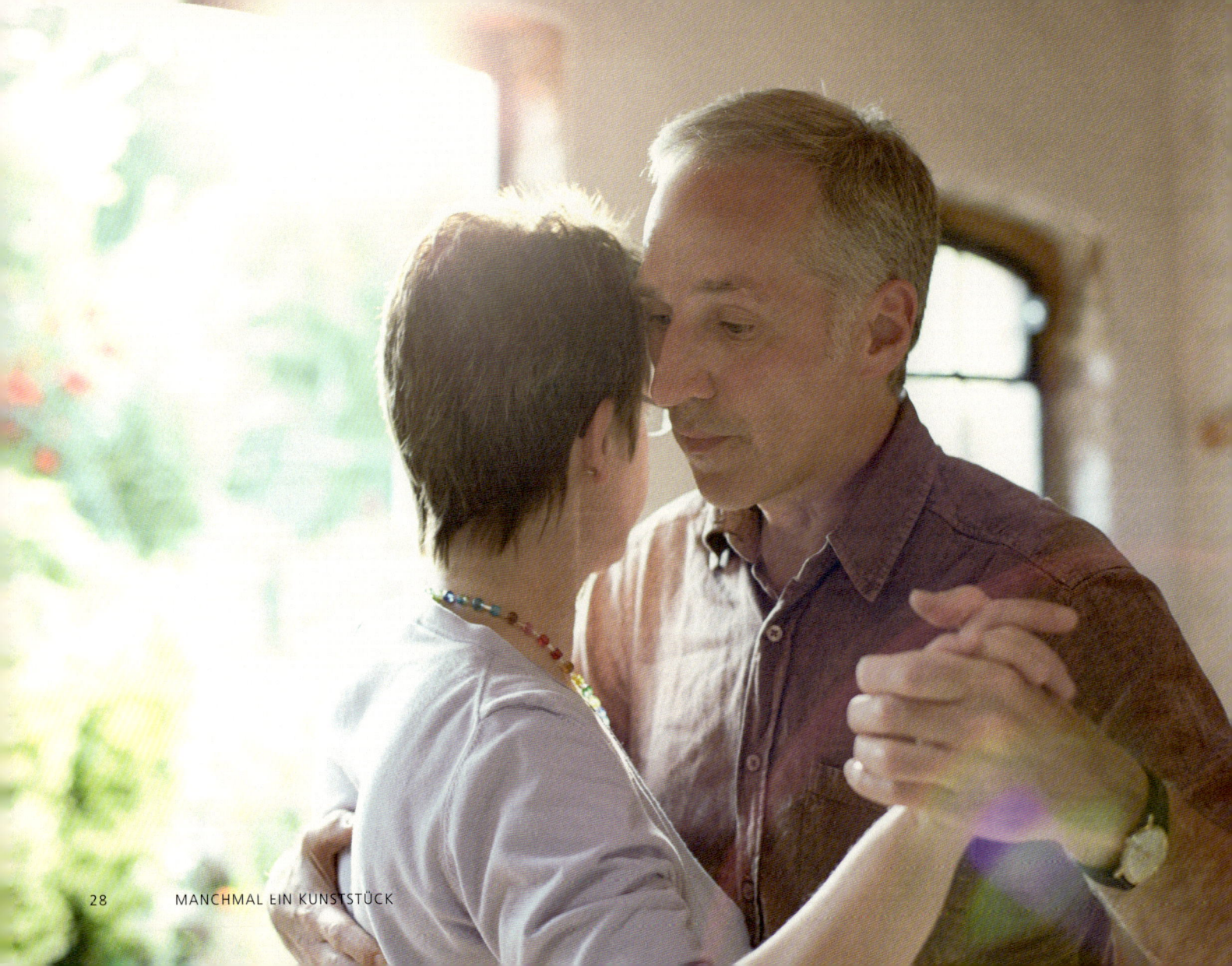

Viele CML-Patienten sagen, das Leben mit der Krankheit sei „manchmal ein Kunststück" – wie empfindest Du es?
Ganz genau so! Vor allem in der Anfangszeit dachte ich, es darf mir nicht den Boden unter den Füßen wegreißen: Ich hatte zwei kleine Kinder im Alter von 3 und 6 Jahren, meine große Tochter war damals 17. Das war Weihnachten 2002. Nach außen habe ich versucht, mir nichts anmerken zu lassen. Selbst, als die Ärztin mir die Diagnose Leukämie eröffnet hat, habe ich das mit Pokerface hingenommen. Ich habe weiterhin als Hornist im Orchester gespielt. Ein, zwei Monate nach der Diagnose war ich spazieren und dachte mir plötzlich: „Nein, ich gebe nicht auf. Wenn ich runterfalle, stehe ich wieder auf – egal, was passiert."

Hast Du das alles mit Dir selbst ausgemacht?
Größtenteils. Eine gute Bekannte hat mir viele Informationen über Leukämie gegeben. Dennoch hatte ich wohl das Gefühl, ich müsste den „starken Mann" spielen. Sogar vor meiner damaligen Frau wollte ich die Krankheit geheim halten, was mir nicht lange geglückt ist. Letztendlich ist unsere Beziehung unter anderem an der Krankheit zerbrochen und vor drei Jahren haben wir uns getrennt. Mittlerweile haben wir ein freundschaftliches Verhältnis.

Gab es Dinge, die Dich aufgebaut haben?
Am besten finde ich es eigentlich immer, wenn Menschen, denen ich von der Krankheit erzähle, reagieren mit: „Na und? Das ist zwar schlimm, aber Du bist immer noch Vincent!" Eine wichtige Erfahrung war einmal eine Fahrradtour in der ersten Zeit nach der Diagnose. Obwohl ich kaum Kraft

„Wenn ich runterfalle, stehe ich wieder auf – egal, was passiert."

hatte, habe ich trotzdem eine Zahnbürste und Kleidung eingepackt. Ich wusste nicht, wie weit ich kommen würde. Ich bin vielleicht 200 Meter weit geradelt, habe auf einer Bank Pause gemacht. Dann wieder 400, 500 Meter – Pause. Dann einen Kilometer. So ging das immer weiter. Ich bin zwei Tage lang so herumgefahren, habe in einem Hotel übernachtet und kam wie ausgewechselt wieder zurück nach Hause.

Orchestermusiker gilt als Traumberuf – mit harter Konkurrenz. Hat Dich das davon abgehalten, Deinen Kollegen von der Krankheit zu erzählen?

Dieser Aspekt spielte sicher mit eine Rolle. Ein Kollege hat es aus mir herausgepresst – und der hat es wie ein Lautsprecher heraus posaunt. Bald wusste es das ganze Orchester. Einige Musiker sind mir daraufhin auch aus dem Weg gegangen. Vielleicht liegt es auch daran, dass man als Leukämiepatient einfach nicht mehr der Norm entspricht. Dennoch habe ich tiefe Erfahrungen gemacht trotz der laufenden Untersuchungen und großen Unsicherheiten ganz ähnlich wie auf der Fahrradtour.

Spielst Du weiterhin im Orchester?
Nein, denn die Stelle des Solohornisten ist sehr anspruchsvoll und exponiert. Zwischenzeitlich wollte ich es mit einer halben Stelle probieren, aber in den Proben hatte ich die sehr schmerzliche Erkenntnis, dass ich um meine eigene Stelle, die ich seit 27 Jahren ausgeübt hatte, auf allen Ebenen zunehmend kämpfen musste. Die psychische Belastung war wahrscheinlich noch größer als die physische. Mit 51 Jahren musste ich Rente in Anspruch nehmen. Heute arbeite ich als Feldenkrais-Lehrer, spiele gelegentlich im Orchester und gebe Unterricht im Horn-Spielen.

Was sind für Dich Momente, bei denen Du alles um Dich herum vergisst, auch die CML?

Bei dieser Frage würde ich gerne meine Lebensgefährtin Ulrike dazu holen. Ulrike, was meinst Du?

ULRIKE Wenn Du Feldenkrais unterrichtest, oder wenn wir gemeinsam auf Reisen sind, wie zum Beispiel in diesem Sommer. Und: Wenn wir Tango tanzen!

> # „Am besten finde ich es eigentlich immer, wenn Menschen, denen ich von der Krankheit erzähle, reagieren mit: „Na und?"

VINCENT Das könnten wir doch eigentlich auch heute Abend machen, was meinst Du? Tango haben wir übrigens auch bei unserem ersten „Date" getanzt *(lacht)*. Wir kennen uns flüchtig seit mehr als 30 Jahren, weil ich so lange mit Ulrikes Vater gut befreundet bin.

ULRIKE Ich hatte vor, nach Detmold zu fahren, um alte Freunde zu besuchen und mein Vater sagte mir: „Triff dich doch mal mit Vincent, er hat niemand zum Tanzen." Das habe ich gemacht – wir haben Tango getanzt.

VINCENT Ich bin nur gestolpert, aber sie kann sehr geduldig sein. Ich habe viel von ihr gelernt. Mittlerweile haben wir verschiedene Tangokurse gemacht. Wenn nichts anderes geht, ist immer Zeit für einen kleinen Wohnzimmer-Tanz *(beide lachen)*.

Hast Du eigentlich Hoffnung auf Heilung, Vincent?

VINCENT Tja, ich würde mich schon freuen, wenn ich keine Medikamente mehr nehmen müsste. Das ist ja kein Zuckerwasser, sagt mein Arzt, wenn ich über Nebenwirkungen jammere. Einmal habe ich mit ihm schon ausprobiert, die Tabletten abzusetzen – vier Monate lang hat das geklappt. Der nächste Versuch steht bei weiterhin guten Werten diesen Winter an.

ULRIKE Wenn ich dazu noch etwas sagen darf – im Grunde ist er überzeugt davon, dass er irgendwann geheilt sein wird.

Interview: *Christiane Hawranek*

SEITE 27
Vincent ist Vollblut-Musiker, Feldenkrais- und Hornlehrer. Seine Krankheit wollte er vor seiner Frau geheim halten. „Ich hatte wohl das Gefühl, ich muss den starken Mann spielen", sagt er heute.

SEITE 28
Beim Tangotanzen kann er alles um sich herum vergessen: Vincent mit einer Tanzkurs-Partnerin. Seine Lebensgefährtin Ulrike fordert er auch gerne zu einem kleinen „Wohnzimmer-Tanz" auf.

SEITE 31
Vor der Diagnose CML war Vincent Solohornist in einem Orchester – eine exponierte und anspruchsvolle Position. Für ihn war es eine schmerzliche Erkenntnis, dass er um diese Stelle auf allen Ebenen kämpfen musste. Mit 51 Jahren ging er schließlich in Rente – „stolz bin ich darauf nicht", sagt er.

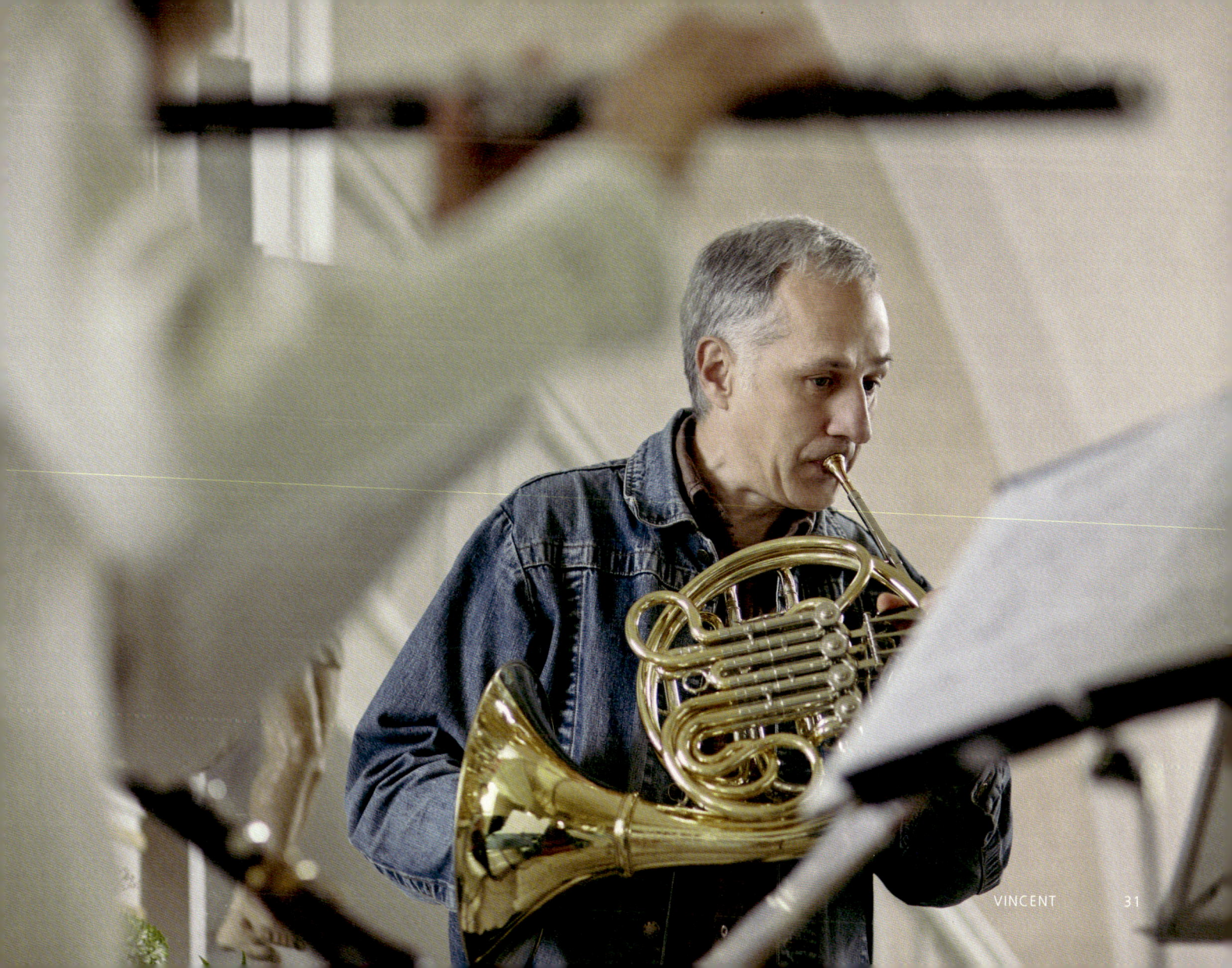

IRMGARD

Morgens um sechs und abends um 18 Uhr piept Irmgards Handy – und erinnert sie an ihre CML-Tabletten. Ein Ritual, an das sich die 56-Jährige inzwischen gewöhnt hat, auch wenn es manchmal einem Kunststück gleicht, die Essenspausen vor und nach der Medikamenteneinnahme in den Tagesablauf einzubauen. Die Diagnose war für die Mutter eines 20-jährigen Sohnes und einer 27-jährigen Tochter eine Zäsur, der Beginn einer neuen Zeitrechnung – seitdem gibt es ein Davor und ein Danach. Das Leben mit der Krankheit war immer wieder ein Drahtseilakt und hat Irmgard viel abverlangt, aber auch ihren Blick verändert: „Heute schiebe ich nichts mehr auf die lange Bank."

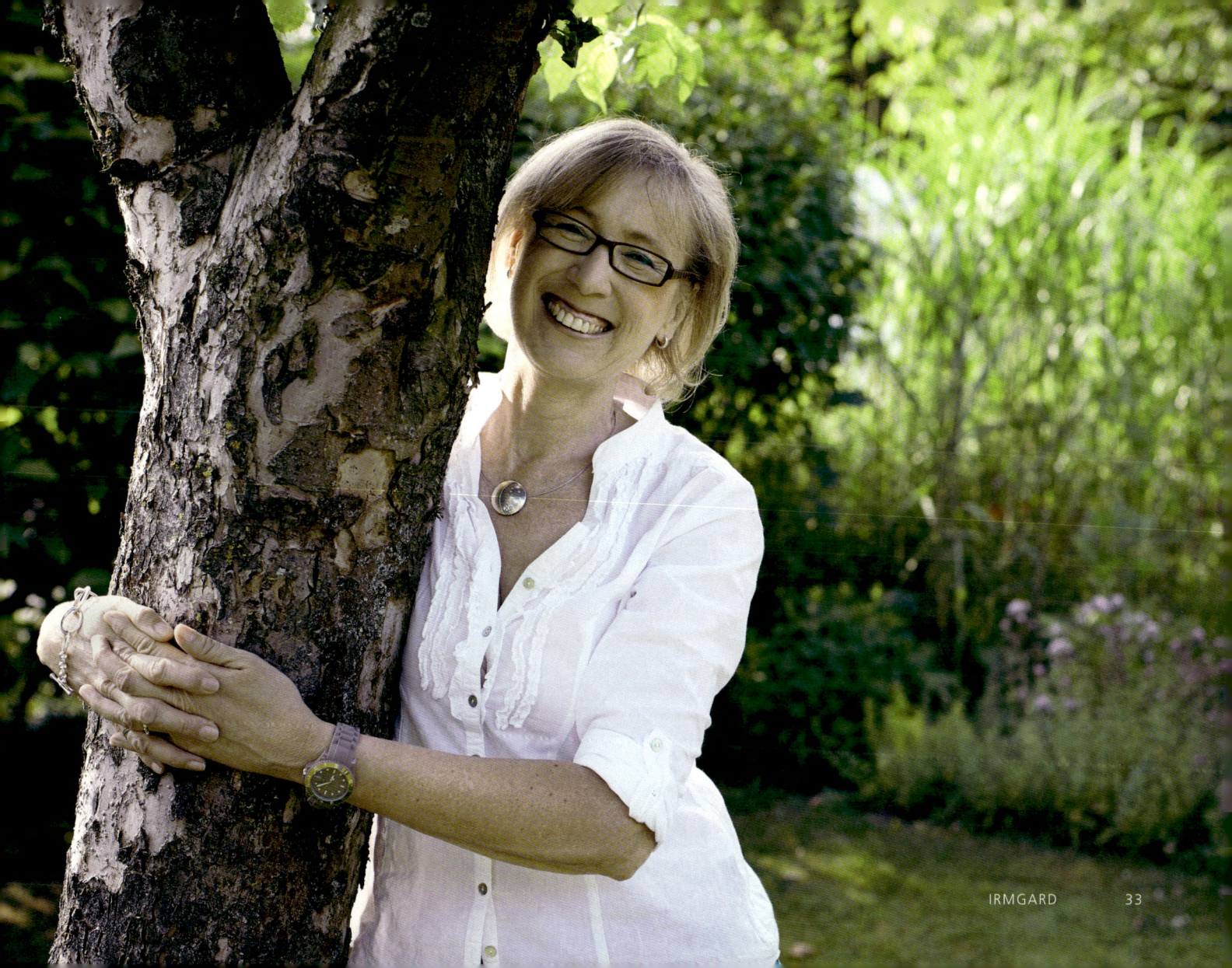

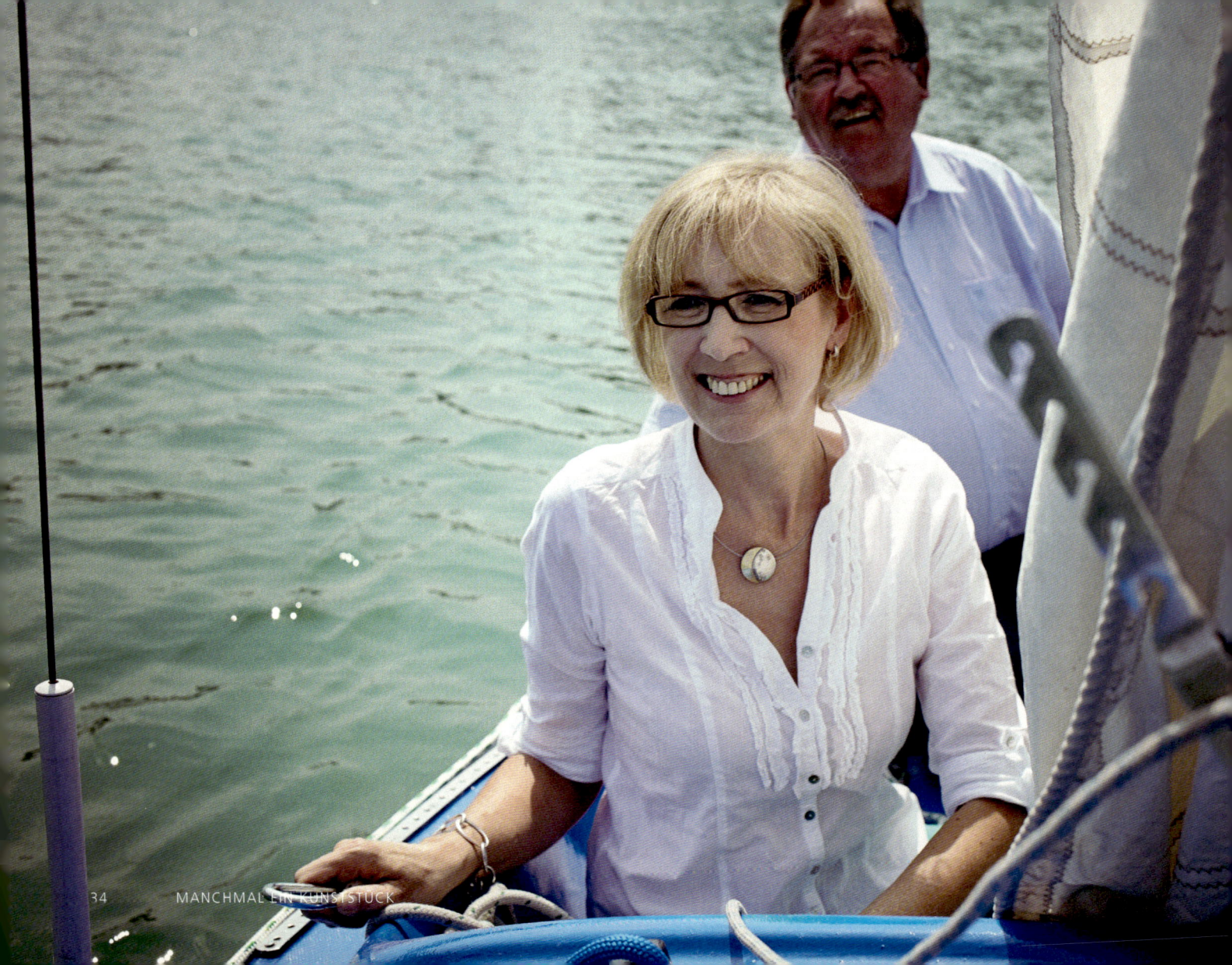

Bis bei Dir die korrekte Diagnose gestellt wurde, vergingen vier Monate – Du hattest eine Odyssee an Arztbesuchen hinter Dir. Das war sicher eine schwere Zeit für Dich.

Definitiv. Den Tag der Diagnose werde ich nie vergessen – es war der 8. Januar 2009. Schon im Herbst vorher fühlte ich mich ständig abgeschlagen und müde, habe sechs Kilo abgenommen. Es war anders, als wenn man eine Grippe hat – eher ein latentes, unterschwelliges Schwächegefühl. Leider hat meine Hausärztin die Symptome zuerst falsch gedeutet und anfangs ein Schilddrüsen-, dann ein Harnwegsproblem vermutet. So ging es mir fortlaufend schlechter, es kamen starke Fieberschübe dazu – die Leukämie war schon sehr weit fortgeschritten. Erst im Januar hat die Ärztin dann eine großes Blutbild gemacht und eine Leukozytenzahl von 220.000 festgestellt. Verdacht auf Leukämie. Das war ein ziemlicher Schlag.

Du musstest sofort ins Krankenhaus?

Ja, mit all dem, was einem in so einer Situation durch den Kopf geht. Ich wusste ja damals wenig über die Krankheit. Leukämie war für mich erst einmal gleich Todesurteil. Parallel habe ich von einem abklärungsbedürftigen Mammographiebefund erfahren. Also auch noch Brustkrebs,

dachte ich, noch eine Baustelle – und das innerhalb von zwei Tagen. Glücklicherweise hat sich der Brustbefund als gutartig herausgestellt, was ich allerdings erst nach zwei Monaten erfahren habe. Diese Anfangszeit – die Ängste, die Unsicherheit – war schwer zu ertragen und hat mich tief erschüttert.

> „Heute packe ich Dinge gleich an, die mir wichtig sind – verschieben ist nicht mehr."

Was hat Dir geholfen, diese schwierigen Monate durchzustehen?

Ganz klar: meine Familie. Die Leukämie-Diagnose hat auch meinen Mann und unsere beiden Kinder tief erschüttert. Wir waren schon immer sehr eng verbunden und hatten alle einen guten Draht zueinander. Unser Sohn Malte war damals 15 und sehr betroffen. Durch sein frohes und offenes Wesen hat er mir in dieser schweren Zeit viel Kraft gegeben. Auch mein Mann

Norbert – der immer optimistisch gestimmt ist und in allem das Positive sieht – war eine große Unterstützung. Unsere Tochter Julia, die damals noch studierte, hat viel über die Krankheit recherchiert und stand mir viel zur Seite. Wir haben uns gegenseitig oft getröstet.

Hast Du auch Kontakt zu anderen CML-Patienten aufgenommen?

Meine Tochter ist im Internet auf das Leukämie-Online-Forum gestoßen und meinte: „Mama, schau dir das mal an." Das habe ich getan und bin dann vier Monate nach der Diagnose zusammen mit meiner Tochter zu einem Treffen von Forumsteilnehmern in München geflogen. Dort habe ich Leute kennengelernt, die schon zehn Jahre mit der CML leben – das hat mir total Auftrieb gegeben, auch was die Psyche angeht. Das Medikament hat damals zwar noch nicht so gut angeschlagen, aber langsam habe ich wieder ein bisschen Tritt gefasst.

Wie geht es Dir heute mit der CML?

Nachdem das erste Medikament auch nach einer Dosisverdopplung nur suboptimal gewirkt hat und ich mit schweren Nebenwirkungen wie Durchfallen und Wassereinlagerungen zu kämpfen hatte, bin ich auf ein Mittel der zweiten Generation umgestiegen.

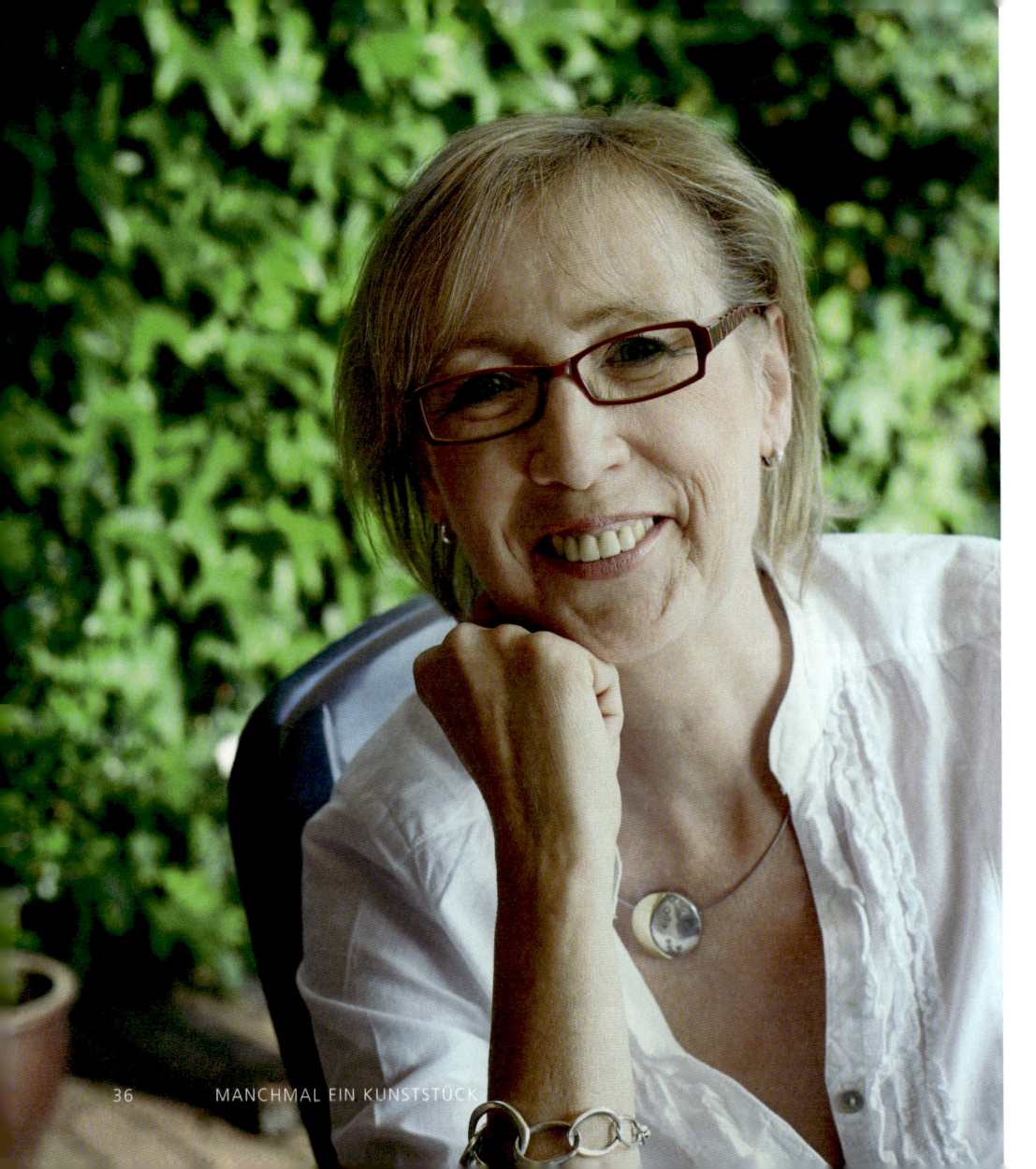

Erst damit bin ich in eine gute Remission gekommen. In den ersten drei Monaten nach der Medikamentenumstellung hatte ich massive Gelenk- und Knochenschmerzen, die mich fast verzweifeln ließen. Aber das hat zum Glück nachgelassen und heute geht es mir viel besser.

Fühlst Du Dich heute in Deinem Alltag durch die Krankheit beeinträchtigt?

Meine Haare sind zwar durch das Medikament dünner und lockiger geworden – was Frauen nicht so gerne haben *(lacht)* – und ab und an habe ich noch Gelenkschmerzen. Aber das ist durchaus tolerierbar und kein Vergleich zur harten Anfangszeit, die mir so zugesetzt hat. So wie es jetzt ist, kann ich gut mit der CML leben. Das Einzige, was mich nachhaltig traumatisiert hat, war die Diagnose. Dadurch habe ich etwas das Vertrauen in meinen Körper und meine Gesundheit verloren – ich habe noch immer eine furchtbare Krebsfurcht. Das kann ich auch nach viereinhalb Jahren noch nicht ablegen. Aber ich bin schon ein ganzes Stück gelassener.

Du sagst, die CML war eine Zäsur. Welche neuen Akzente hat die Krankheit in Dein Leben gebracht?

Mein Blick hat sich verändert. Heute packe ich Dinge gleich an, die mir wichtig sind – verschieben ist nicht mehr, weil ich weiß, dass es von einem Tag auf den anderen ganz anders sein kann. Mein Mann und ich haben uns zum Beispiel ein Segelboot gekauft und verbringen jetzt viel Zeit auf dem Wasser – das macht den Kopf wunderbar frei. Außerdem sind wir in den letzten Jahren viel gereist, haben eine Kreuzfahrt gemacht und mehrere Städtereisen.

> „Dort habe ich Leute kennengelernt, die schon zehn Jahre mit der CML leben – das hat mir total Auftrieb gegeben."

Gibt es Momente in diesen viereinhalb Jahren, an die Du Dich besonders gerne zurück erinnerst?

Es gab zwei Erfahrungen, die mir viel Kraft gegeben haben. Mein erstes Erscheinen in der Öffentlichkeit nach langem Krankenlager war der Schulabschluss meines Sohnes. Malte war Schülersprecher und hat eine wundervolle emotionale Rede gehalten, die mich sehr berührt hat. Der zweite Glücksmoment spielt in den USA, die ich ein Jahr nach der Diagnose mit meiner Tochter bereist habe – ich stand in New York auf dem Empire State Building. Davon hatte ich immer geträumt. Ich habe den Wind gespürt und mir liefen die Tränen runter – es war unsagbar schön. In der Zeit vorher hatte ich so oft keine Zukunft mehr gesehen. Das ist jetzt alles vorbei.

Interview: *Susanne Dietrich*

SEITE 33
„Heute bin ich viel spontaner als früher", sagt Irmgard. „Gelegenheiten soll man ergreifen, das haben mich die letzten Jahre gelehrt."

SEITE 34
Nichts als Wind und Wasser – mit ihrem Mann Norbert verbringt Irmgard viele Wochenenden auf dem gemeinsamen Segelschiff. Der Rest der Welt hat dann Pause.

SEITE 36
„Durch meine eigenen Erfahrungen kann ich mich gut in Schwerkranke einfühlen", sagt Irmgard. „Man braucht keine Pseudo-Betroffenheit, sondern ehrliches Mitgefühl."

UTE

Die ersten Jahre nach der Diagnose erlebte Ute als andauernden Kampf – verschiedene Therapien und eine Stammzelltransplantation hatten ihren Körper nachhaltig geschwächt und die 47-Jährige an ihre psychischen und körperlichen Grenzen gebracht. Der Wandel kam im Jahr 2011. Heute bezeichnet sich die gelernte Einzelhandelskauffrau als „wunschlos glücklich." Ute lebt mit ihrem Mann in Wolfsburg und hat drei Söhne im Alter von 13, 23 und 25 Jahren.

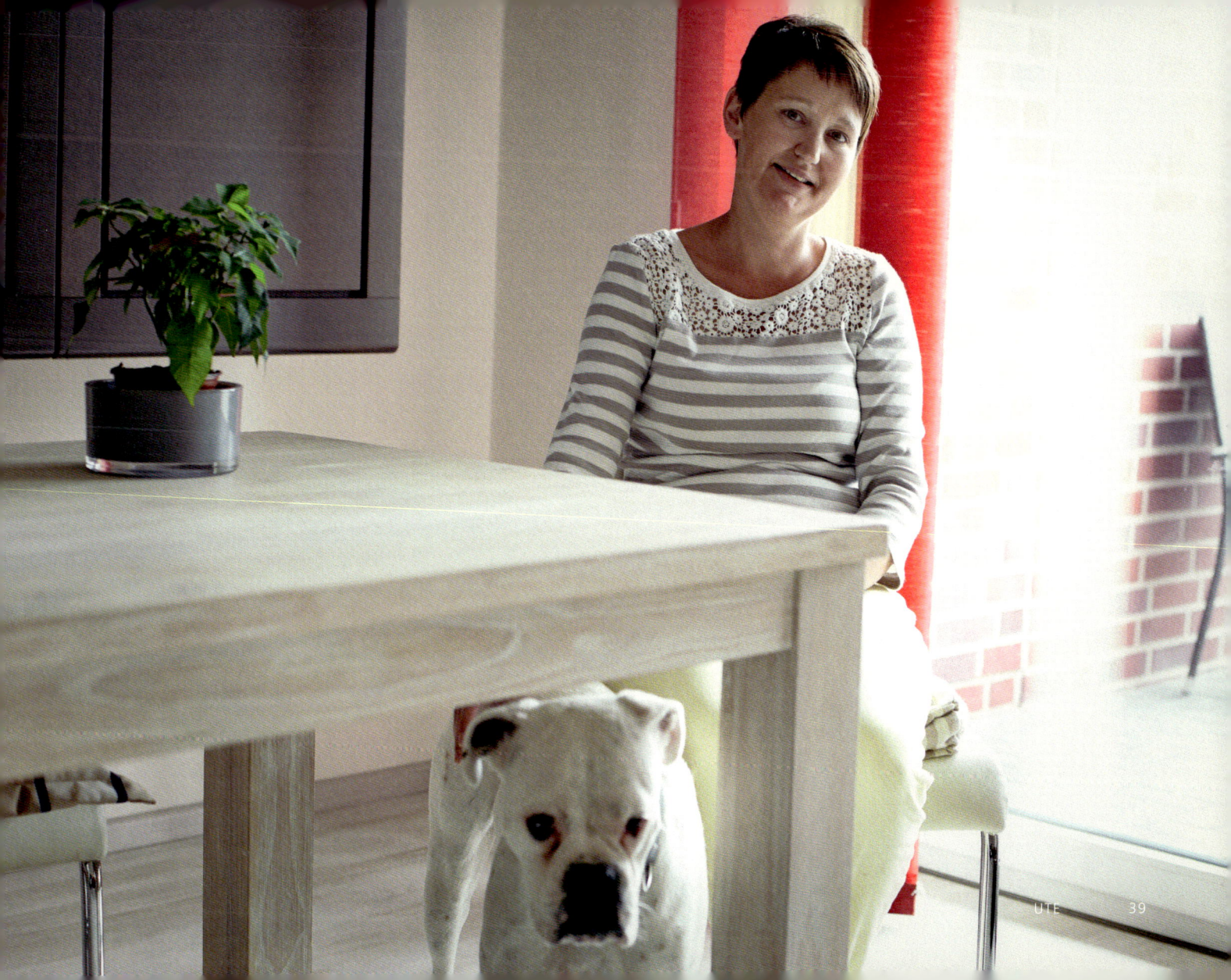

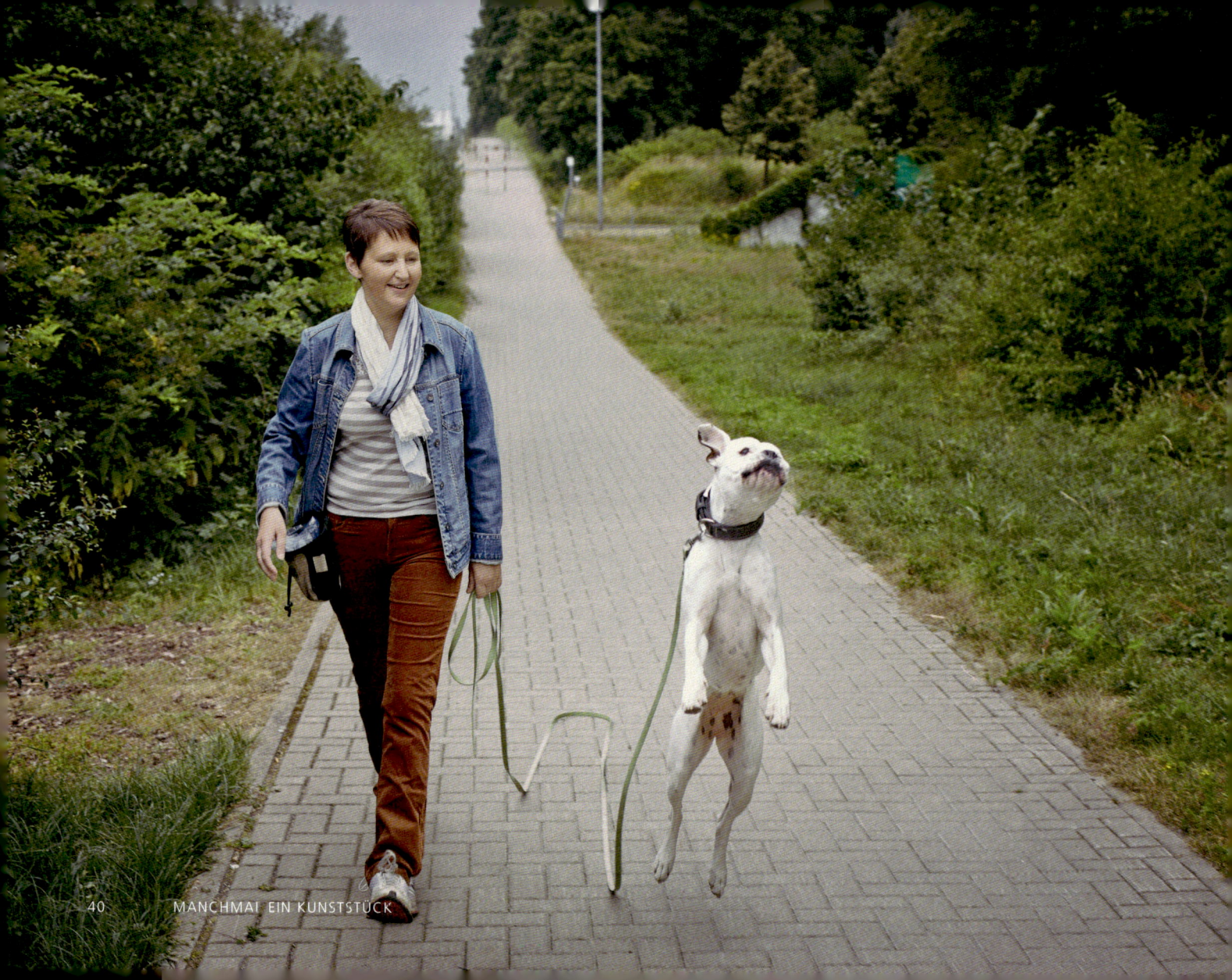

MANCHMAL EIN KUNSTSTÜCK

Du hast im Jahr 2003 erfahren, dass Du Chronische Myeloische Leukämie hast. Wie ging es Dir nach der Diagnose?

Es hat mir den Boden unter den Füßen weggerissen. Wenig vorher war mein Schwiegervater an Krebs verstorben, was die Ängste noch verstärkt hat. Dazu kamen die Nebenwirkungen: Wassereinlagerungen, Knochenschmerzen, Hautreizungen, Schlappheit. Eine erhöhte Medikamentendosis hat meine roten Blutkörperchen so stark reduziert, dass ich zum Schluss Bluttransfusionen brauchte, um den Tag zu überstehen.

Die Lebensqualität war damals bei null. Man steht morgens auf und der Weg zur Toilette macht einen schon so fertig, dass man gleich wieder ins Bett zurückschlurft. Am Leben draußen teilzunehmen, war gar nicht mehr möglich. Damals ging es mir auch psychisch nicht gut. Meine Familie musste ganz schön unter meiner Unzufriedenheit und meinen Ängsten leiden. Man wusste ja nicht, ob und wie die Krankheit voranschreitet, ich befand mich völlig im luftleeren Raum.

Im Jahr 2007 hast Du Dich dann für eine Stammzelltransplantation entschieden.

Ja, aber leider ohne Erfolg. Ein Jahr später wurde ich wieder positiv auf CML getestet.

Ich musste also wieder Medikamente nehmen, wieder mit all den unangenehmen Nebenwirkungen. Was aber fast noch schlimmer war: Ich habe eine innere Sperre dagegen entwickelt, jeden Tag eine Tablette nehmen zu müssen. Immer wieder habe ich sie über dem Ausguss runtergewürgt, manchmal kam sie auch postwendend wieder raus. Der Kopf hat einfach nicht mitgespielt. Jeden Tag erinnerte mich die Tablette daran: Du hast Krebs.

„Mein Luxus ist meine Familie."

Wie bist Du mit dieser Situation umgegangen?

Weil ich psychisch wirklich am Ende war, habe ich mir Hilfe bei einer Psychoonkologin geholt. Sie hat mich darin bestärkt, wieder selbst die Zügel in die Hand zu nehmen und auch in der Behandlung selbstbestimmt meinen Weg zu gehen. Sodass ich dann meinem Arzt vorgeschlagen habe, mit den Tabletten aufzuhören und mich stattdessen alle 14 Tage selbst zu spritzen. Das habe ich zum Glück gut vertragen, ohne stärkere Nebenwirkungen.

Das klingt nach einem positiven Wendepunkt.

Ja, dieser Wendepunkt kam im Jahr 2011, acht Jahre nach der Diagnose. Endlich. Ich fühle mich seitdem zwar oft abgeschlagen und müde, aber darauf kann ich meinen Tagesablauf abstimmen. Und vor allem: Es wirkt, die Krankheit ist gut in Schach. Vorher war es oft ein Kampf, aber jetzt kann ich mich damit arrangieren – und sogar mal vier oder sechs Wochen nicht spritzen und wie letztens mit einer Freundin nach Barcelona fahren.

Wie würdest Du Dein Verhältnis zur CML heute beschreiben?

Sie ist ein Dauergast in meinem Leben. Wie ein Hausbesetzer, den man nicht los wird. Ich musste lernen, das zu akzeptieren. Die Krankheit wird immer ein Teil meines Lebens sein, selbst wenn ich einmal irgendwann als geheilt gelten sollte. Heute kann ich mit der CML in Dialog treten und sagen: Ich bekämpfe dich nicht mehr. Ich habe verstanden, dass du bei mir bleiben möchtest. Aber wenn, dann bitte zu diesen und diesen Bedingungen – und die CML scheint das zu akzeptieren.

Ist dieser Dauergast manchmal auch bedrohlich?

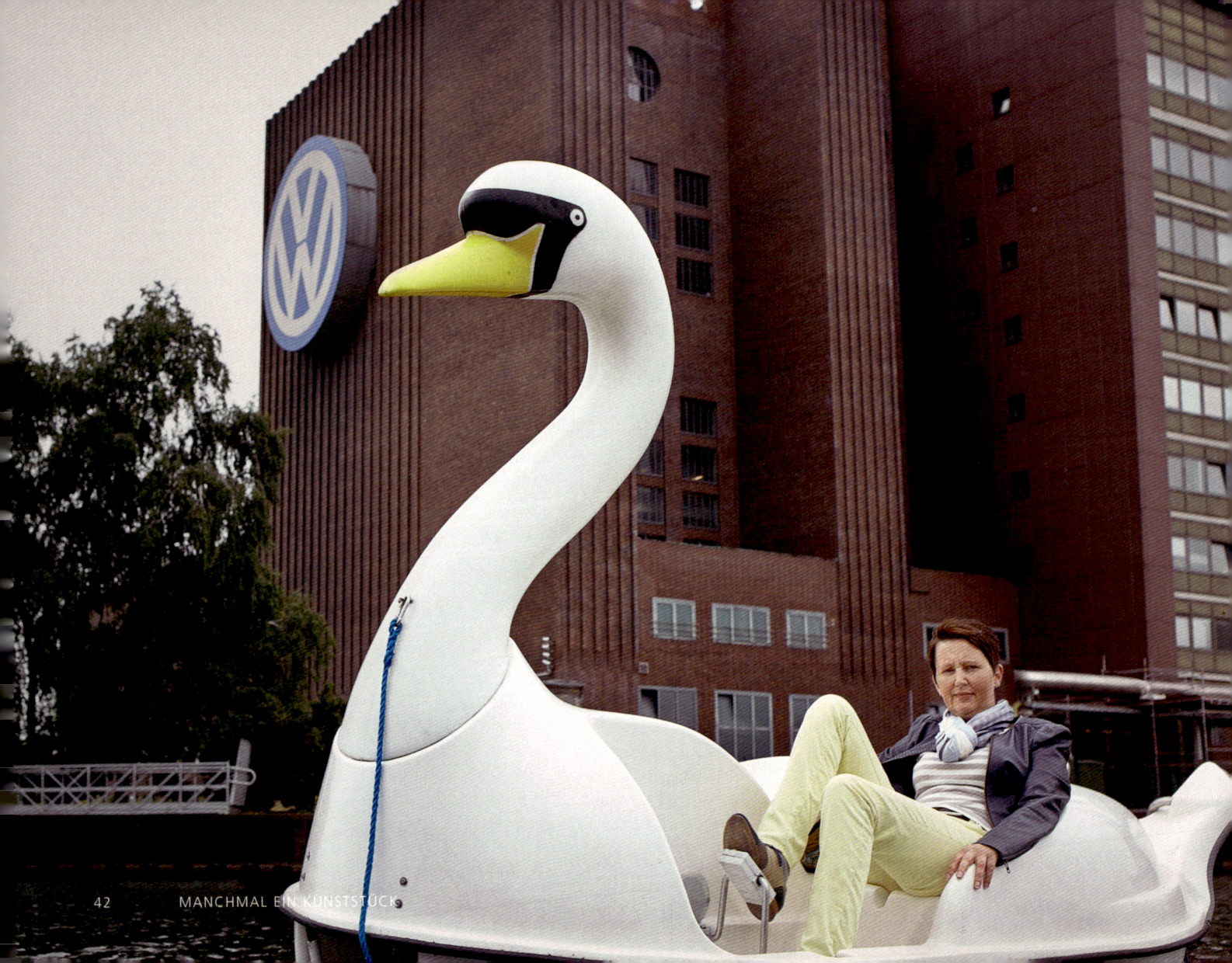

MANCHMAL EIN KUNSTSTÜCK

Es gibt immer wieder Zeiten, wo ich wirklich Angst habe, was noch alles kommt. Dann sitzt man wieder da wie ein kleines Kaninchen im Bau, vor dem die Schlange wartet. Aber durch meine Behandlung bei der Psychologin habe ich auch gelernt, diese Phasen zuzulassen. Ich suhle mich dann mal ein, zwei Tage in meinem Elend und meinem Selbstmitleid. Und wenn es genug ist, sage ich: So, Schlange, jetzt kannst du verschwinden, jetzt geht's weiter.

Wie hat sich die CML auf Dein Familienleben ausgewirkt?

Wir haben unser Leben etwas um meine Bedürfnisse herum aufgebaut. Selbst unser heute 13-jähriger Sohn, der noch zu Hause wohnt, hat sehr viel Verständnis. Er war knapp vier, als die CML diagnostiziert wurde – er ist damit groß geworden. Wenn er von der Schule nach Hause kommt und ich liege auf dem Sofa, fragt er: „Na, geht's dir heute nicht so gut?" Dann macht er sich selber was zu essen, ohne Zicken oder Zetern. Eher fragt er: „Kann ich dir noch was bringen?"

Was hat die Krankheit in Deinem Leben verändert?

Wir leben in Wolfsburg, einer Stadt, in der viel Geld vorhanden ist. Früher war natürlich Existenzsicherung ein wichtiges Thema, aber heute ist es Luxus für mich, ein Dach über dem Kopf und genügend zu essen zu haben. Mein größtes Geschenk aber ist: Ich habe drei gesunde Kinder und einen Mann, der felsenfest zu mir steht. Der für mich durchs Feuer geht. Das ist für mich Luxus. Meine Familie ist für mich

„Die Krankheit wird immer ein Teil meines Lebens sein, selbst wenn ich einmal irgendwann als geheilt gelten sollte."

wie ein Schutzmantel. Das kann ich gar nicht hoch genug einschätzen.

Gibt es Wünsche oder Träume, die Du Dir gerne erfüllen würdest?

Ich habe alles. Und ich kann von mir wirklich behaupten: So wie es ist, bin ich wunschlos glücklich. Ich jage nichts mehr hinterher, noch nicht mal dem „Geheilt"-Stempel. Mein Traum ist meine Familie und die ist da, davon muss ich nicht träumen.

Was für ein schönes Schlusswort.

Das ist nichts anderes als eine Liebeserklärung an meinen Mann. Dann weiß er wenigstens, wofür er sich immer ärgern lässt *(lacht)*. Mein Mann ist gesundheitlich auch nicht auf der Höhe, aber er stellt sich selbst oft zurück. Ich muss ihn immer wieder daran erinnern, auch etwas für sich zu tun. Wir sind seismographisch sehr fein aufeinander abgestimmt – wenn es ihm nicht gut geht, geht es mir nicht gut und umgekehrt. Wir sind eine richtige Einheit.

Interview: *Susanne Dietrich*

SEITE 39
„Ich brauche keinen teuren Schmuck, keine extravaganten Reisen." Alles Materielle kann das Leben verschönern, muss aber nicht sein, findet Ute.

SEITE 40
Drei Stunden täglich verbringt Ute mit ihrer Hündin Jule in der Natur – dann geht es querfeldein und durch den Wald. „Das ist mein Bewegungsausgleich."

SEITE 42
Tretbootfahren im Hafenbecken vor dem VW-Werk, in dem ihr Mann arbeitet: Die Erlebniswelt „Autostadt" in Wolfsburg besucht Ute samt Familie mehrmals im Jahr.

HEIKO

*Früher war er ein Workaholic, heute würde sich Heiko als absoluten Familien-
menschen bezeichnen. Für den Vater dreier Kinder aus Kelkheim ist es das größte
Kunststück zu wissen, dass er* CML *hat, sich davon aber nicht beeinträchtigen zu
lassen. Der 42-jährige Technische Vertriebsleiter hatte das Gefühl, als ob ihm mit
der* CML-*Diagnose ein „großer Hammer über den Kopf gehauen wurde" – doch
dieser Einschnitt hat dazu geführt, dass er für sich das Wesentliche im Leben
erkannt hat und heute seine Prioritäten anders setzt.*

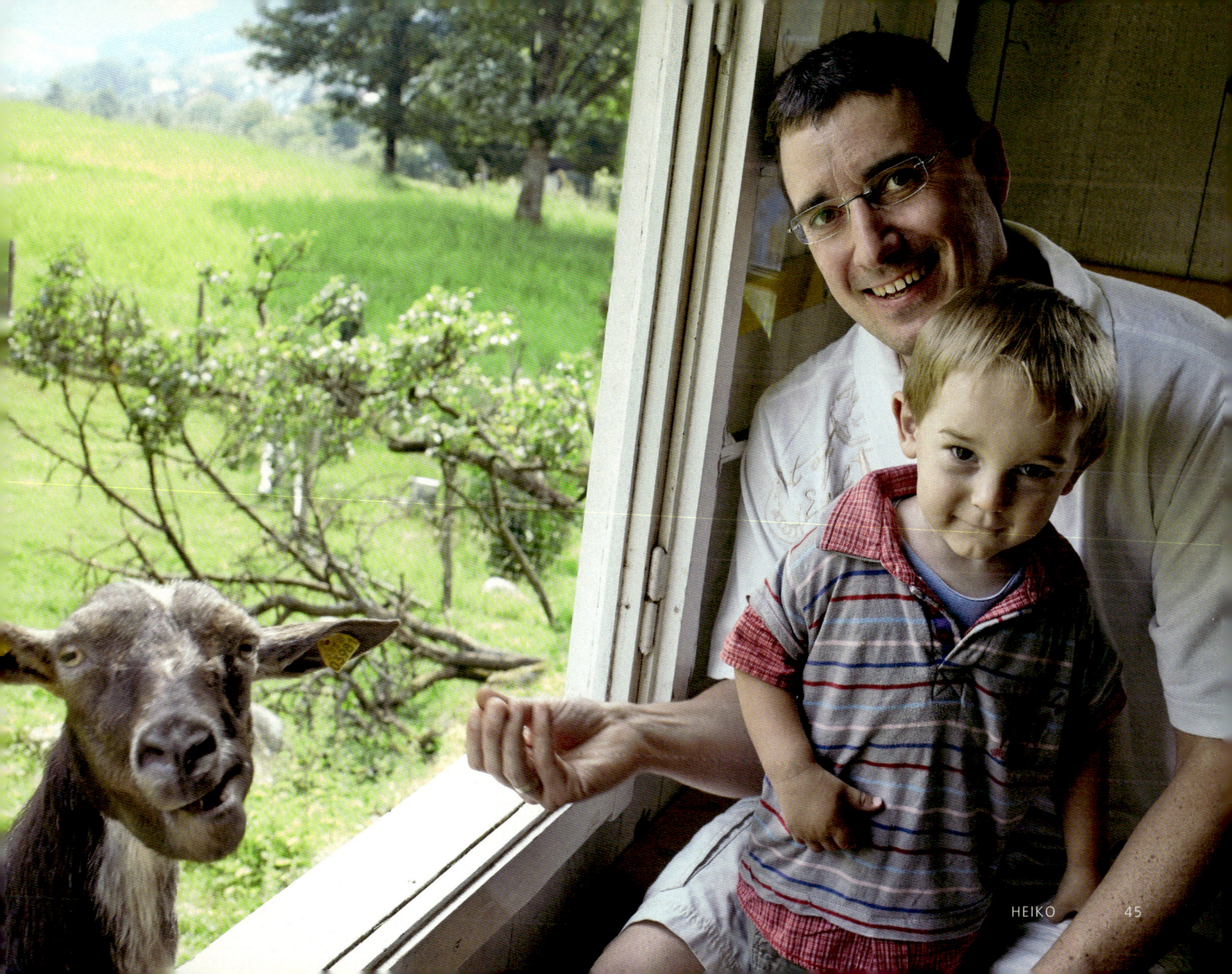

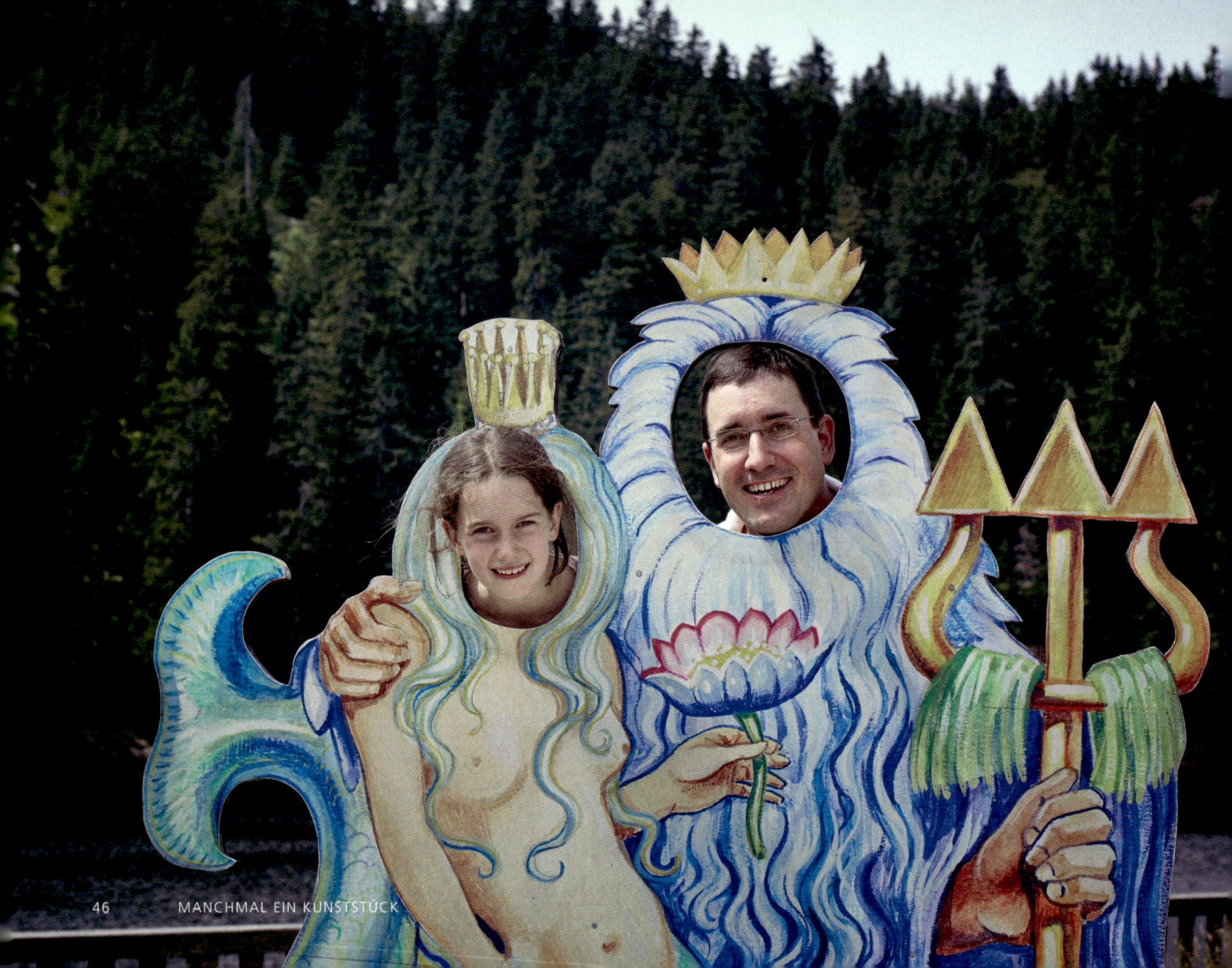

MANCHMAL EIN KUNSTSTÜCK

Du sagst von Dir, Du bist ein Familienmensch – war das schon immer so?

Familie war schon immer wichtig für mich, aber mit der Gründung meiner eigenen Familie hat sich das natürlich noch sehr verstärkt: Alles wird schöner, besser, anders, wenn man Kinder hat. Das Leben verändert sich so extrem. Ein Leben ohne meine Familie kann ich mir gar nicht vorstellen. Der Zusammenhalt in der Familie meiner Frau Claudia war schon immer sehr eng – das hat mir auch in der ersten Zeit nach der Diagnose CML sehr geholfen.

Was waren damals Deine ersten Gedanken?

Zunächst war mein Kopf total leer. Noch als ich in der Notaufnahme lag, teilte ein Professor uns mit, dass ich die Leukämieart CML hätte, die sehr gut behandelbar sei. Diese ganzen Informationen konnte ich aber gar nicht richtig aufnehmen. Abends um 10 kam ich dann in mein Krankenzimmer, lag da mutterseelenallein und habe darüber gegrübelt: Morgen hat dein Kurzer seinen ersten Geburtstag. Werde ich seinen zweiten Geburtstag erleben? Sehe ich die Große, wenn sie in die Schule kommt? Wie sie heiratet? Selber Kinder bekommt?

Was hat Dir in der ersten Zeit Kraft gegeben?

Neben meiner Familie vor allem die Leukämie-Online-Treffen in München. Beim ersten Treffen, bei dem ich dabei war, hat sich jeder reihum vorgestellt mit „ich habe seit 5 Jahren CML", „ich seit 8 Jahren", und so weiter und als ich an der Reihe war, sagte ich: „Also ich habe seit 15 Tagen CML." Ich habe dort gesehen: Die CMLer sind tatsächlich ganz normale Leute.

„Mensch, wir haben doch eigentlich keine echten Sorgen. Ist doch irgendwie schön heute, oder?"

Dein drittes Kind, Sebastian, wurde gezeugt, als Du bereits mit der CML-Therapie angefangen hattest – war das ein Problem?

Nein, wir haben uns ganz bewusst für ein weiteres Kind entschieden. Natürlich haben wir uns vorher sehr viele Gedanken darüber gemacht: Kann das Kind aufgrund meiner Medikamenteneinnahme irgendwelche Schäden davon tragen? Wer weiß, wie es mir in ein paar Jahren geht? Muss

ich meine Frau dann alleine lassen mit drei Kindern? Wie kann das funktionieren? Aber wir glauben fest daran: Ich werde sicher steinalt und lasse mir von der CML mein weiteres Leben nicht diktieren, ich lasse mich nicht unterkriegen.

Wissen Deine Kinder, dass ihr Vater eine chronische Krankheit hat?

Leoni, meine Große, ist jetzt 8 Jahre alt und fängt natürlich an, sich Gedanken zu machen. Sie weiß, dass zwei Mal täglich mein Handy klingelt, um mich daran zu erinnern, dass ich die Tabletten nehmen muss. Als sie wissen wollte warum, habe ich ihr erklärt, dass mit meinem Blut etwas nicht in Ordnung ist. Ich sage extra nicht Krebs, weil ich glaube, dass sie mit diesem Wort noch nichts anfangen kann. Ich möchte nicht, dass sie sich unnötig Sorgen macht, denn mir geht es ja eigentlich sehr gut.

Hast Du die Krankheit am Arbeitsplatz geheim gehalten?

Nein, und ich finde auch, dass meine Kollegen ausnahmslos gut reagiert haben. Manche fragen mich hin und wieder „und, was macht das Blut?", aber sie nehmen keine besondere Rücksicht auf mich, ich bin ja auch genauso arbeitsfähig wie jeder andere auch. Manchmal bekommt jemand mit, dass ich Tabletten nehme und fragt mich zum Beispiel: „Ach, bist du erkältet?" Dann sage ich – je nach Situation ganz offen: „Nee, ich habe Krebs." Da hat man gleich ein Gesprächsthema und die volle Aufmerksamkeit *(lacht).*

> „Ich werde sicher stein-alt und lasse mir von der CML mein weiteres Leben nicht diktieren, ich lasse mich nicht unterkriegen."

Haben sich Deine Prioritäten verschoben durch die Krankheit?
Absolut. Früher war ich ein echtes Arbeits-tier, mein Arbeitgeber verkauft Software für Callcenter. Ich habe immer alles Erdenkliche getan, um unsere Kunden zu jeder Zeit glücklich zu machen. Nach der Diagnose wurde mir klar, dass es wichtige-res gibt, als immer und überall für jeden erreichbar zu sein – wenn zum Beispiel meine Tochter Geburtstag hat, dann mache

ich das Handy einfach aus. Ich muss heute nicht mehr die Welt retten!

Gibt es für Dich besondere Momente, an denen Du die Krankheit komplett vergisst?
Ja, wenn wir zum Beispiel zusammen tolle Urlaubstage in der Sonne genießen, die Kinder nachts oder morgens zum Kuscheln ins Bett kriechen, oder wenn wir nach einem anstrengenden Tag die Kinder alle im Bett haben und wir uns auf der Terrasse zurücklehnen können, dann denke ich mir: „Mensch, wir haben doch eigentlich keine echten Sorgen. Ist doch irgendwie schön heute, oder?"

Interview: *Christiane Hawranek*

SEITE 45
„Action von morgens bis abends, ohne Pause!", sagt Heiko über die Familienurlaube mit seiner Frau und den drei Kindern. Diesen Sommer waren sie im Schwarzwald.

SEITE 46
Heikos 8-jährige Tochter Leoni beginnt, Fragen nach seiner Krankheit zu stellen. Er kann sie beruhigen – fühlt er sich doch gesund und leistungsfähig wie jeder andere auch.

SEITE 49
Früher war Heiko ein echtes „Arbeitstier", selbst im Urlaub hat er regelmäßig seine Mails gecheckt. Heute haben sich seine Prioritäten verschoben.

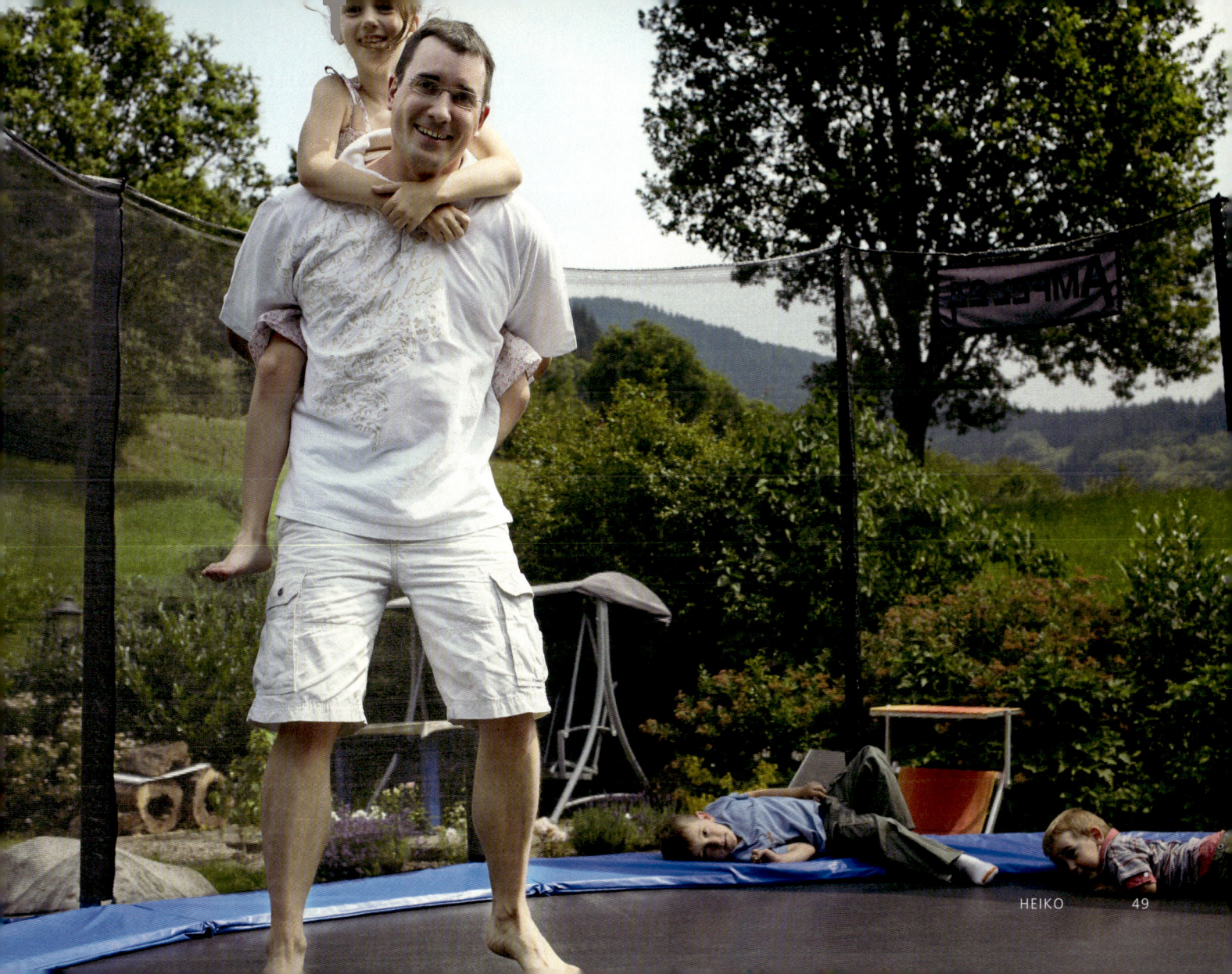

ELISA

Monatelang hat Elisa mit ihrem Bauch gesprochen: „Du wirst gesund, du wirst ein wunderschönes Mädchen." Ihre Schwangerschaft war nicht geplant, mitten im Studium und anderthalb Jahre nach der Diagnose CML. Dass ihre Tochter Mia – gesund und wunderschön – zur Welt kam, war für Elisa ein Zeichen, dass ihr Körper noch viel gesundes Potenzial hat. Zurzeit macht die 29-Jährige aus Ellhofen bei Heilbronn ihr Lehramts-Staatsexamen.

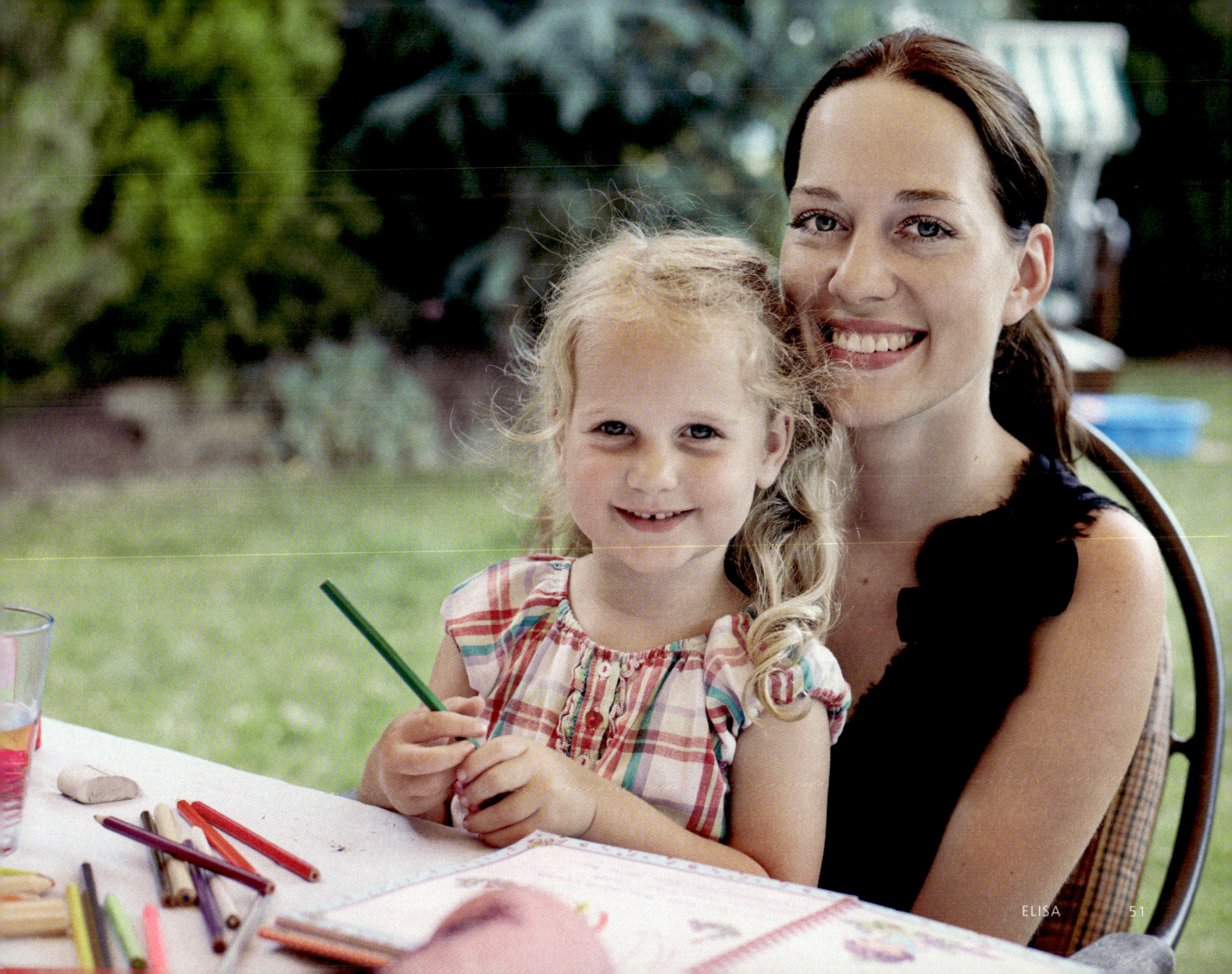

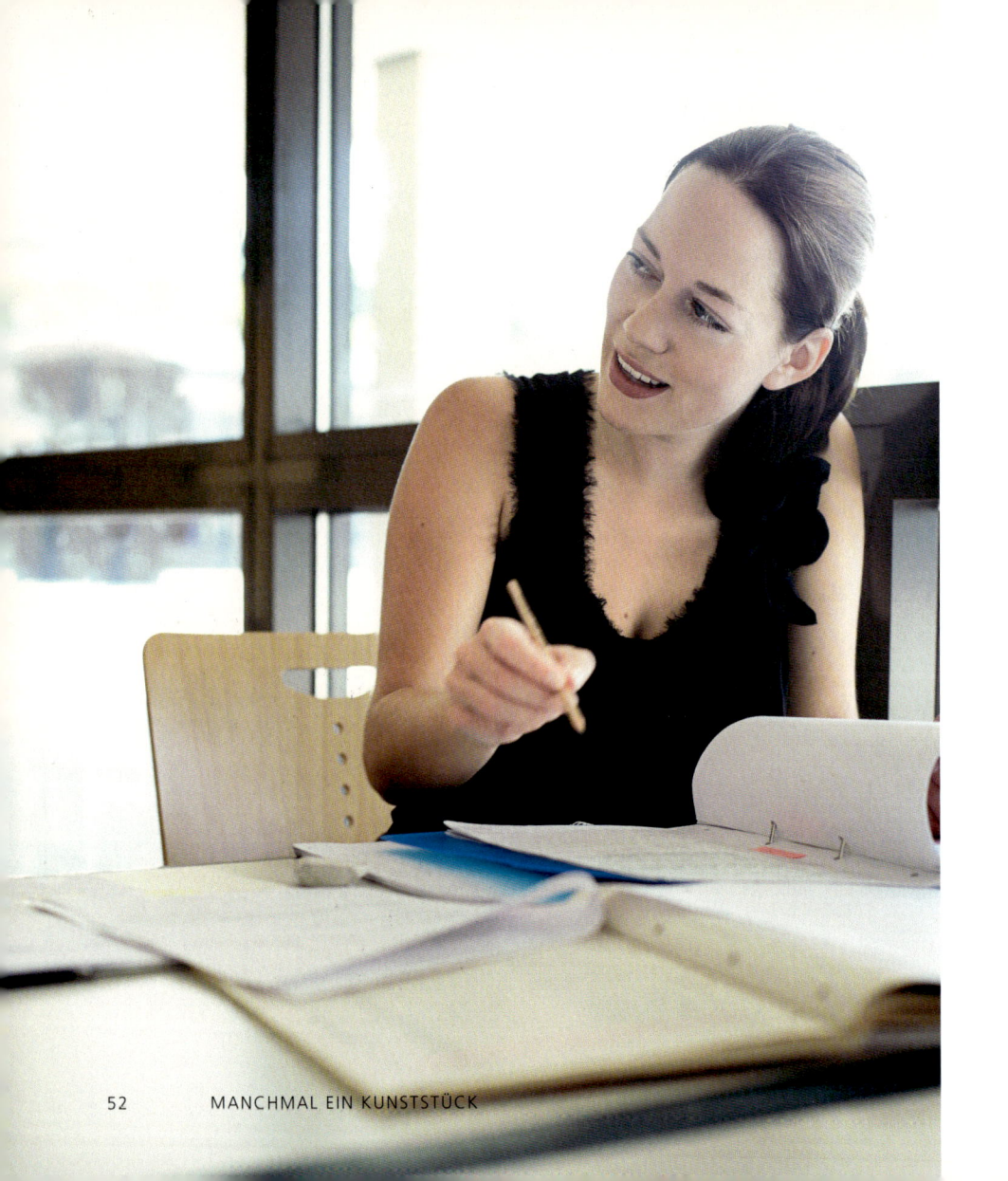

Was waren Deine ersten Gedanken, als Du die Diagnose CML bekommen hast?
Ich werde nie 30 und ich werde niemals ein Kind bekommen. Ich weiß das noch genau, ich saß in einem gekachelten Raum im Krankenhaus, es war makaber, es sah aus wie beim Metzger. Als der Arzt sagte, man habe Chronisch Myeloische Leukämie bei mir festgestellt, habe ich erst einmal nur geschrien und gefragt: „Muss ich jetzt sterben?" Ich habe ein Beruhigungsmittel bekommen und wurde auf die Onkologie-Station begleitet, sah mich dann schon vor meinem inneren Auge: ohne Haare, spuckend, ganz elend in einem Kranken-zimmer.

Woran hattest Du eigentlich gemerkt, dass etwas mit Deinem Körper nicht stimmt?
Anfang 2007 war ich plötzlich nicht mehr so leistungsfähig wie zuvor, damals war ich 23. Ich war zum Beispiel mit meiner Mutter im Wald joggen und bin den Berg nicht mehr hochgekommen. Dann wurden auch Treppenstufen zu meterhohen Hürden für mich, mir war oft übel, mein Bauch war aufgedunsen. Eines Tages war ich mit meinen Brüdern am See fahrradfahren, aber es ging einfach nicht. Sie meinten „ach Elisa, die Prinzessin wieder!" Dabei war zu diesem Zeitpunkt meine Milz schon 30

Zentimeter groß und mein Hausarzt sagte mir später: Wenn ich noch zwei Wochen gewartet hätte, wäre ich an Organversagen gestorben.

> „Natürlich ist das Leben manchmal ein Drahtseilakt: Ich bin irgendetwas zwischen gesund und krank. Aber Angst vor der Zukunft habe ich keine."

Wie ging es danach weiter?
Ich lag zwei Wochen im Krankenhaus und bekam auch Bluttransfusionen. Das war ein Aha-Erlebnis: Plötzlich konnte ich beim Zähneputzen wieder stehen – das konnte ich vorher nicht mehr, ich war so am Ende. Trotzdem, diese Zeit war schrecklich: Meine Haare sahen fürchter-lich aus, ich war gereizt, hatte Knochen-schmerzen – Nebenwirkungen von den

Medikamenten. Aber nach einem halben Jahr habe ich dann realisiert, dass ich eine chronische Krankheit habe, die zwar nicht mehr weg geht, aber an der ich nicht in nächster Zeit sterben muss.

Eine Studentin mit einer Krebserkrankung – wussten Deine Kommilitonen davon und wie haben sie darauf reagiert?
Ich bin immer sehr offen damit umge-gangen. An der Universität kam es mir plötzlich seltsam vor, über welche Themen sich die anderen so unterhalten haben – ich habe mir dagegen Gedanken über Leben und Tod gemacht. Viele wollten sich damit aber nicht auseinandersetzen. Meine Oma hat immer gesagt „Denk ein Mal am Tag an den Tod und es relativiert sich alles" – das ist auch mein Maßstab. Man stürzt sich doch viel zu oft im Leben auf unwichtige Dinge. Ich war immer unheimlich nett zu jedem. Jetzt achte ich viel mehr darauf, was mir guttut.

Das klingt nicht nach den Gedanken einer jungen Frau von Anfang, Mitte 20.
Durch die Krankheit bin ich schneller erwachsen geworden, ja. Aber ich habe es auch als Chance betrachtet: Es war ein Warnschuss. Manchmal habe ich mich aber auch ausgeschlossen gefühlt, weil ich durch die Krankheit nicht mehr zu

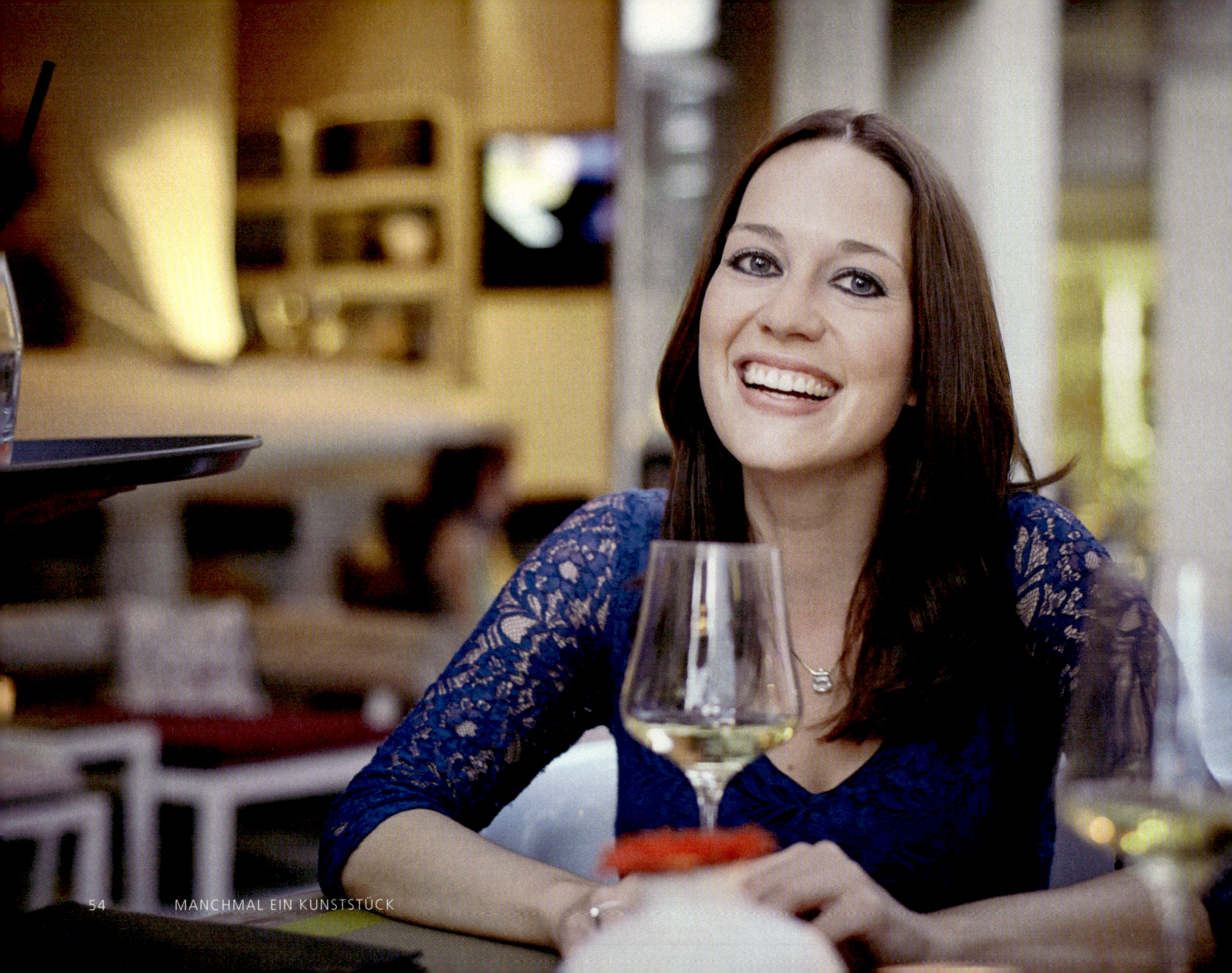

den Freunden in meinem Alter gepasst habe – ich erinnere mich, wir waren mal in Zürich abends weg, aber ich konnte einfach nicht mehr so unbeschwert sein wie die anderen, fühlte mich dünnhäutig und melancholisch, ständig hat mich etwas bedrückt und runtergezogen.

Kann man sich an Krebs gewöhnen?
Das kann man. Mittlerweile habe ich die Lebensqualität von einem gesunden Menschen, meine Blutwerte sind top, ich nehme aber weiterhin Medikamente, auch wenn ich wegen der Geburt von Mia und der Still-Zeit etwas pausiert habe. Anfangs habe ich täglich um Punkt 12 Uhr meine Tabletten genommen, keinen Schluck Alkohol getrunken, mich extrem gesund ernährt. Jetzt sehe ich das nicht mehr ganz so eng – ich hatte vor kurzem eine Phase, in der ich vieles nachgeholt habe: Ich rauche sogar hin und wieder mal eine Zigarette, wenn ich Lust darauf habe, das wäre anfangs unvorstellbar gewesen für mich.

Was gibt Dir Kraft, wenn es Dir mal nicht so gut geht?
Wenn ich mit meiner Tochter Mia zusammen bin, sie wird im September vier Jahre alt. Wenn ich dann sehe, wie sie lacht – das ist für mich Kraftquelle pur, und die

braucht man gerade als Alleinerziehende. Eine Zeitlang hat sie sogar behauptet, sie müsse auch Medikamente nehmen, um mich zu unterstützen: Dann hat sie sich ein Smartie genommen und ich meine Tablette und wir haben beide unsere „Pillen" runtergeschluckt. Kraft gibt mir außerdem die Musik: Ich habe selbst lange Geige gespielt, mein Bruder ist Cellist und ich liebe es, auf Konzerte zu gehen.

„Ich lebe so verdammt gerne, ich liebe das Leben!"

Du machst gerade Dein Lehramts-Studium fertig. Befürchtest Du durch Deine Krankheit Nachteile als Lehrerin?
Nein, ich kann mittlerweile die Leistung einer Gesunden bringen. Und meine Lehrerpersönlichkeit ist sicher noch besser als vor der Diagnose, weil man das Leben ganz anders begreift und nicht nur an Leistung denkt. Natürlich ist das Leben manchmal ein Drahtseilakt: Ich bin irgendetwas zwischen gesund und krank. Aber Angst vor der Zukunft habe ich keine.

Hast Du Hoffnung auf Heilung?
Nein, ich glaube, ich muss meine Tabletten ewig nehmen. Aber ich habe mich damit abgefunden. Ich lebe so verdammt gerne, ich liebe das Leben wirklich! Lachen ist mein Naturell, sagen mir viele. Vor kurzem habe ich auch meine Leichtigkeit wieder zurück gewonnen – nicht nur, weil ich weiß: Ich lebe gut, ich lebe weiter. Anfang des Jahres habe ich mich auch noch gnadenlos verknallt! Und das nach drei Jahren als Single, alleinerziehend und mit chronischer Krankheit.

Interview: *Christiane Hawranek*

SEITE 51
Sie ist für sie „Kraftquelle pur": Elisa und ihre knapp vierjährige Tochter Mia beim Malen.

SEITE 52
Elisa studiert Lehramt. Künftig möchte sie ihren Schülern zeigen, dass es im Leben nicht nur um die reine Leistung geht.

SEITE 54
Ihre melancholische, schwermütige Lebensphase hat Elisa hinter sich gelassen. Heute fühlt sie sich wieder zugehörig, wenn sie mit Freunden ein Glas Wein trinken geht.

HARALD

Die Felder, die Weite, die Menschen – Harald liebt das Leben auf dem Land.
In der Stadt zu wohnen, kann sich der 58-jährige Vermessungsingenieur
überhaupt nicht vorstellen. In seinem Heimatdorf, dem 100-Seelen-Ort
Wollmershausen im Landkreis Schwäbisch Hall, kennt man sich, feiert
Feste – und hält zusammen. Als der Vater einer 21-jährigen Tochter und eines
25-jährigen Sohnes im Jahr 1996 die Diagnose CML bekam, wusste schnell das
ganze Dorf Bescheid und stand ihm zur Seite.

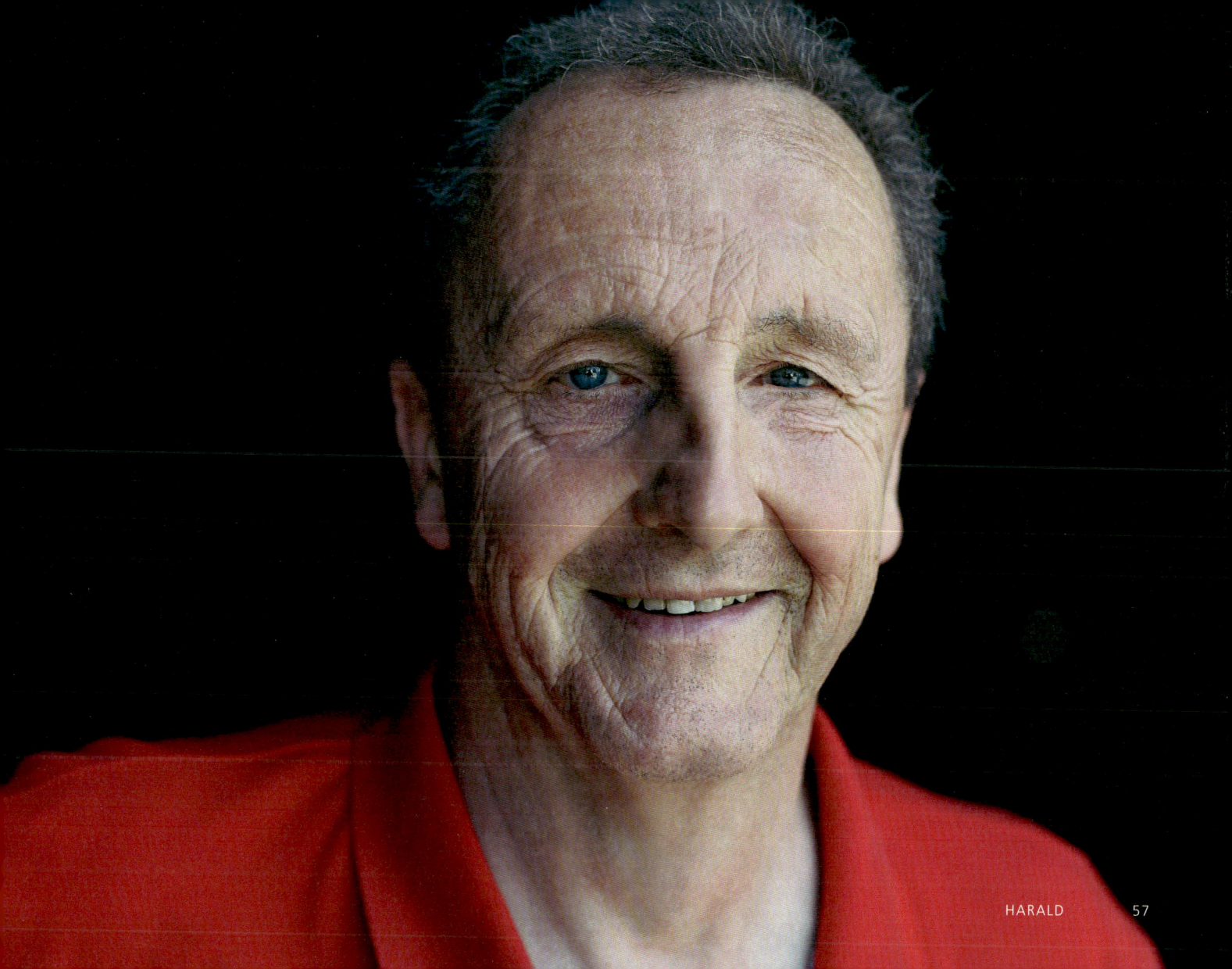

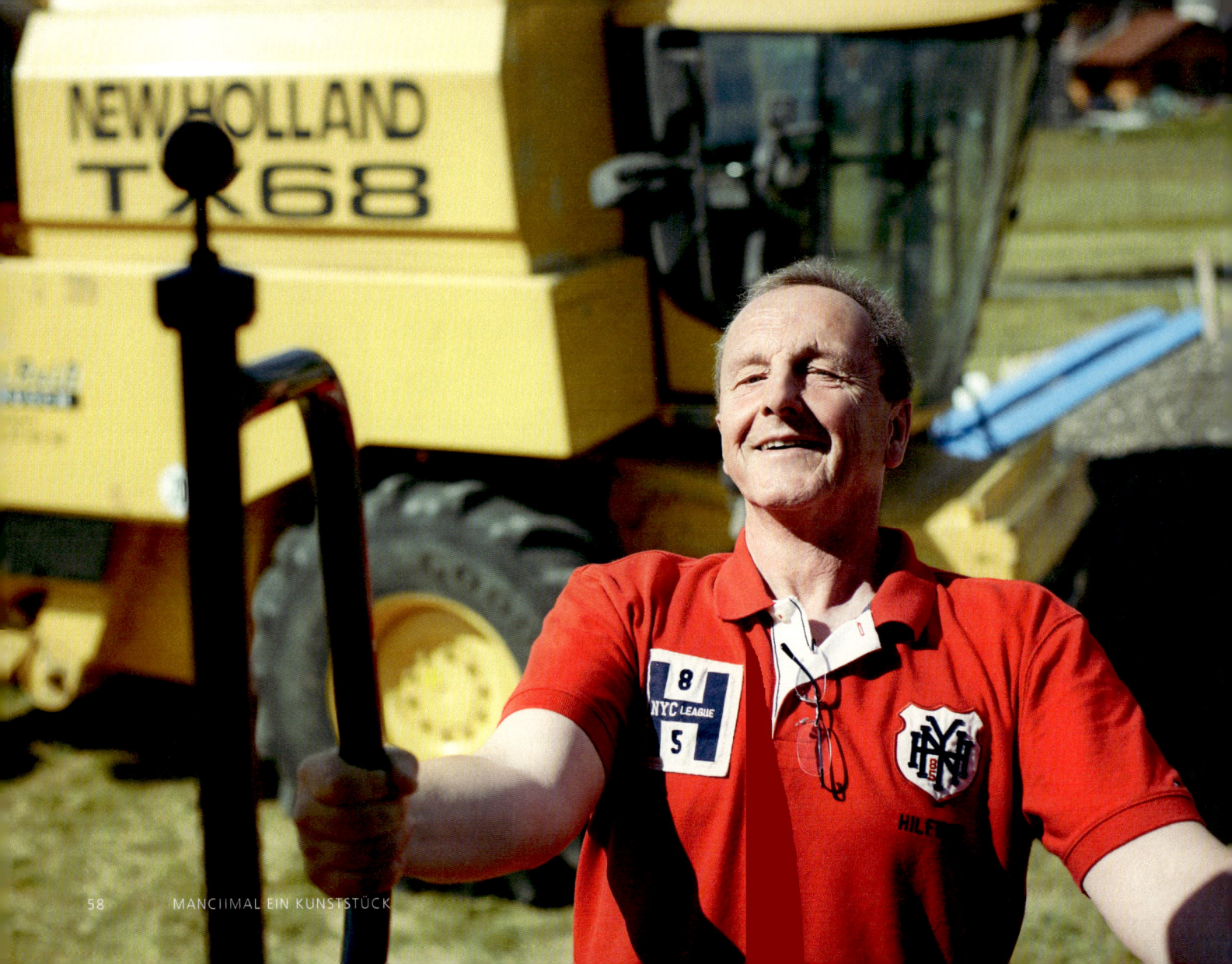

Du engagierst Dich viel in Eurer Dorf-gemeinschaft – was habt Ihr in der letzten Zeit gemeinsam auf die Beine gestellt?

Da gibt es viele Dinge. Ein Highlight war, dass wir es vor drei Jahren geschafft haben, als erstes Dorf im Landkreis Glasfaser-leitungen bis zu jedem Haus für schnelles Internet zu bekommen. Vorher hatten wir nur lahme ISDN-Leitungen. Ich hatte zwar die Idee, den Ausbau im Zuge einer Dorf-sanierung anzupacken und bin vorneweg marschiert, aber ohne das Zutun wirklich aller Menschen im Ort hätten wir das nicht erreicht. Ich habe mich auch deshalb so stark engagiert, weil ich das Bedürfnis hatte, der Dorfgemeinschaft etwas zurückzugeben.

Weil Du nach der CML-Diagnose so viel Unterstützung erfahren hast?

Die Leute waren damals einfach großar-tig! Sie haben die komplette Dorfkasse an die Deutsche Knochenmarkspenderdatei DKMS gespendet und eine Typisierungs-aktion gestartet, um einen passenden Stammzellspender für mich zu finden. Ich war ergriffen und überwältigt, dass sich so viele Menschen für mich einge-setzt haben – obwohl mir bewusst war, dass die Wahrscheinlichkeit, tatsächlich einen Spender für mich zu finden, extrem gering war. Die Anteilnahme und das Mitgefühl von Freunden, Bekannten, aber auch von Wildfremden, haben mir immer wieder viel Kraft gegeben und mein Leben unheimlich bereichert. Die Krankheit nimmt einem viel, aber es gibt immer wieder Momente, in denen man „beschenkt" wird.

„Heute, 17 Jahre nach der Diagnose, sitze ich relativ entspannt im Zug Richtung Zukunft."

Du musstest aber auch schwierige Zeiten durchstehen: Chemotherapien, Bestrahlun-gen, gescheiterte Transplantationen.

Die Diagnose CML war erst einmal ein Hammer und hat mich völlig aus der Bahn geworfen. Es hat gedauert, das zu verar-beiten. Vor 17 Jahren gab es noch nicht die gleichen Behandlungsmöglichkeiten wie heute. Die Ärzte gaben mir noch drei bis fünf Jahre. Am schlimmsten war die Angst, meinen Sohn und meine Tochter – damals acht und vier Jahre alt – nicht mehr aufwachsen zu sehen. Heute kann ich mich gar nicht genug darüber freuen, wie die beiden ihren Weg im Leben finden. Mein Sohn hat gerade sein Lehramts-Studium beendet und meine Tochter studiert internationale Betriebswirtschaftslehre. Im Rückblick auf die Anfangszeit ziehe ich aber vor allem den Hut vor meiner Frau: Sie musste mich mit meiner Selbstbezo-genheit und meinen Ängsten nach der Diagnose ertragen und gleichzeitig zwei kleine Kinder versorgen und beim Start ins Leben begleiten. Umso dankbarer bin ich, dass sie das mit mir gemeinsam durch-gestanden hat und wir heute noch immer glücklich zusammmen sind.

Wie würdest Du den Prozess von der Diag-nose bis heute beschreiben?

Ich habe so ziemlich alle Therapien ausprobiert und an mehreren Studien teil-genommen – die verschiedenen Chemos, Behandlungen und Eingriffe haben meinen Körper auf Dauer geschädigt. Deswegen schlagen die Medikamente – die ich jetzt seit zwölf Jahren nehme – bei mir nicht so gut an wie bei jemandem, der zum aktuellen Forschungsstand diagnostiziert wird. Aber ich darf mich nicht mit anderen vergleichen. Ich habe gelernt, meine Ein-schränkungen zu akzeptieren und auf die

Signale meines Körpers zu hören. Wenn mein Akku leer ist, lege ich eine Pause ein. Punkt. Insgesamt muss ich sagen: Ich kann zwar nicht ganz so aktiv sein, wie ich es gerne hätte – vor allem kann ich keinen Sport mehr treiben. Und ich muss ein Krebsmedikament nehmen. Aber dessen

„Ich war ergriffen und überwältigt, dass sich so viele Menschen für mich eingesetzt haben."

Nebenwirkungen sind moderat und ich kann deshalb gut damit leben. Wenn ich mir diese Umstände anschaue, bin ich mit meiner heutigen Lebensqualität sehr zufrieden.

Wie hast Du es geschafft, Dir diesen Optimismus zu bewahren?

Der größte Horror war für mich, passiv abwarten zu müssen und nichts tun zu können. Deswegen habe ich mich immer offensiv der Krankheit gestellt. In jedem Leben gibt es Hochs und Tiefs – wenn bei mir die Kurve mal wieder nach unten zeigt, erinnere ich mich daran, was ich schon alles geschafft habe, wie viel Positives ich den letzten Jahren erleben durfte. Was mir dabei sehr geholfen hat, ist mein Job als Vermessungsingenieur: Die Arbeit gibt mir Struktur und Befriedigung und bewahrt mich davor, mit den Gedanken ständig um die Krankheit zu kreisen. Außerdem habe ich wahnsinnig nette Kolleginnen und Kollegen – die wissen über meine CML Bescheid und fragen mich schon mal um elf Uhr vormittags: „Und, hast du deine Tabletten schon genommen?"

Wie würdest Du Dein Leben mit der CML beschreiben?

Heute, 17 Jahre nach der Diagnose, sitze ich relativ entspannt im Zug Richtung Zukunft. Im Laufe der Jahre gab es verschiedene Weichenstellungen, also Therapieoptionen, die nicht immer erfolgreich waren – aber immer wenn ein Weg nicht zum Ziel geführt hat, tat sich eine neue Behandlungsmöglichkeit auf. Das Entscheidende für mich ist: Mein Zug fährt weiter – ich lebe noch. Das gibt mir Hoffnung. Und das Abstellgleis ist hoffentlich noch lange nicht in Sicht *(lacht)*.

Interview: *Susanne Dietrich*

SEITE 57
Die CML, das sind für Harald vor allem die Tabletten. Sein Credo: „So normal wie möglich leben und der Krankheit nicht zu viel Raum geben."

SEITE 58
Das Leben hat immer wieder die richtigen Weichen gestellt – trotz aller Rückschläge. Auch wenn es manchmal nur in Trippelschritten vorangeht: Haralds Zug bleibt in Bewegung.

SEITE 61
Lichtblicke: Der 58-jährige Vermessungsingenieur will anderen CML-Patienten Mut machen. „Mir ist schon so viel geholfen worden. Das möchte ich gerne zurückgeben."

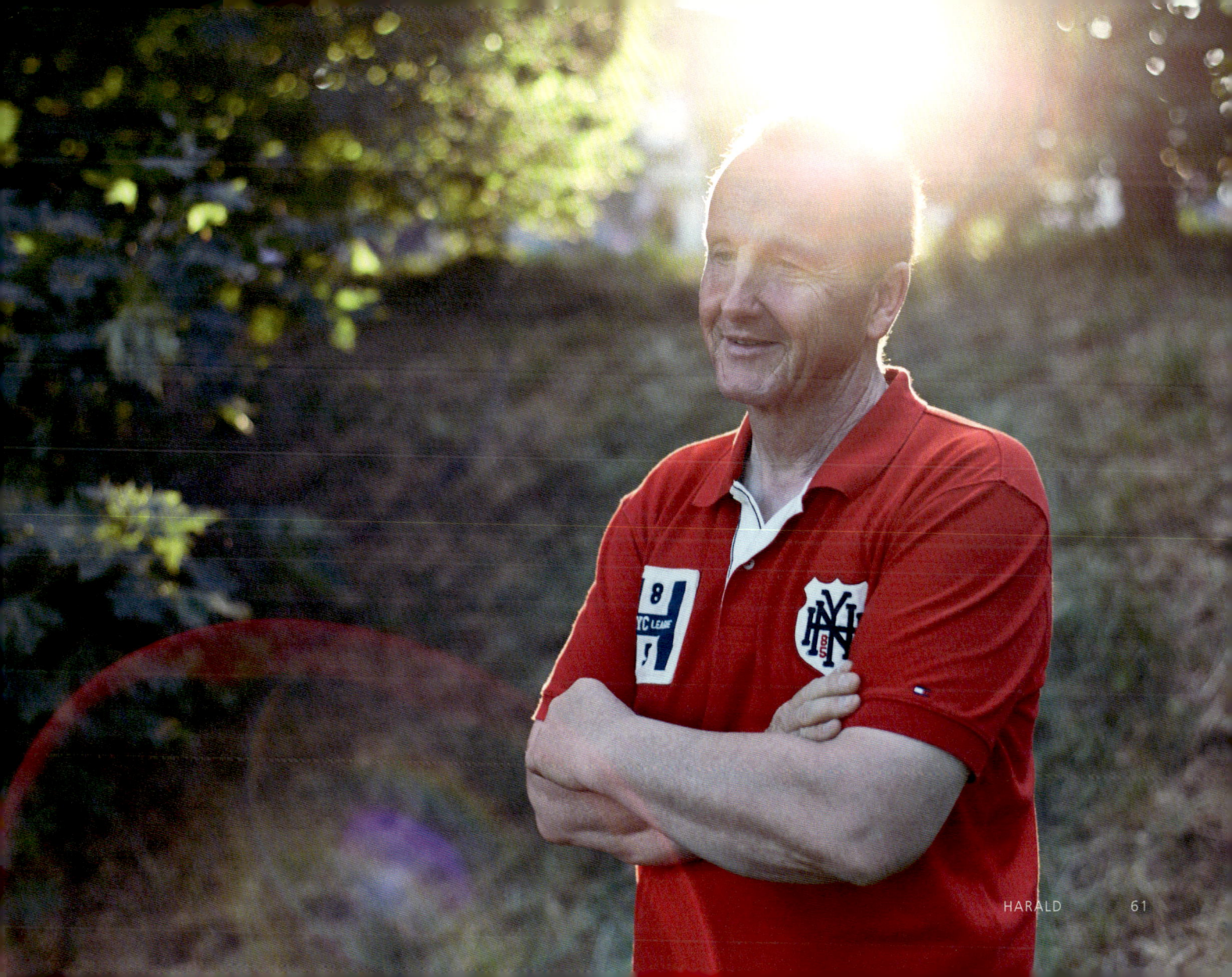

MARC

Marc ist jemand, der sehr viel lacht. Die Dinge nicht zu schwer zu nehmen, das ist das Lebensmotto des 41-jährigen Bankkaufmanns. Er lebt mit seiner Frau, seinem 10-jährigen Sohn und einem Rauhaardackel in Nordrhein-Westfalen. Von der CML lässt er sich meistens nicht beeinträchtigen – es sei denn, er holt die Ergebnisse der Blutuntersuchungen ab. Dabei bekommt er auch nach neun Jahren Leben mit der Krankheit schweißnasse Hände.

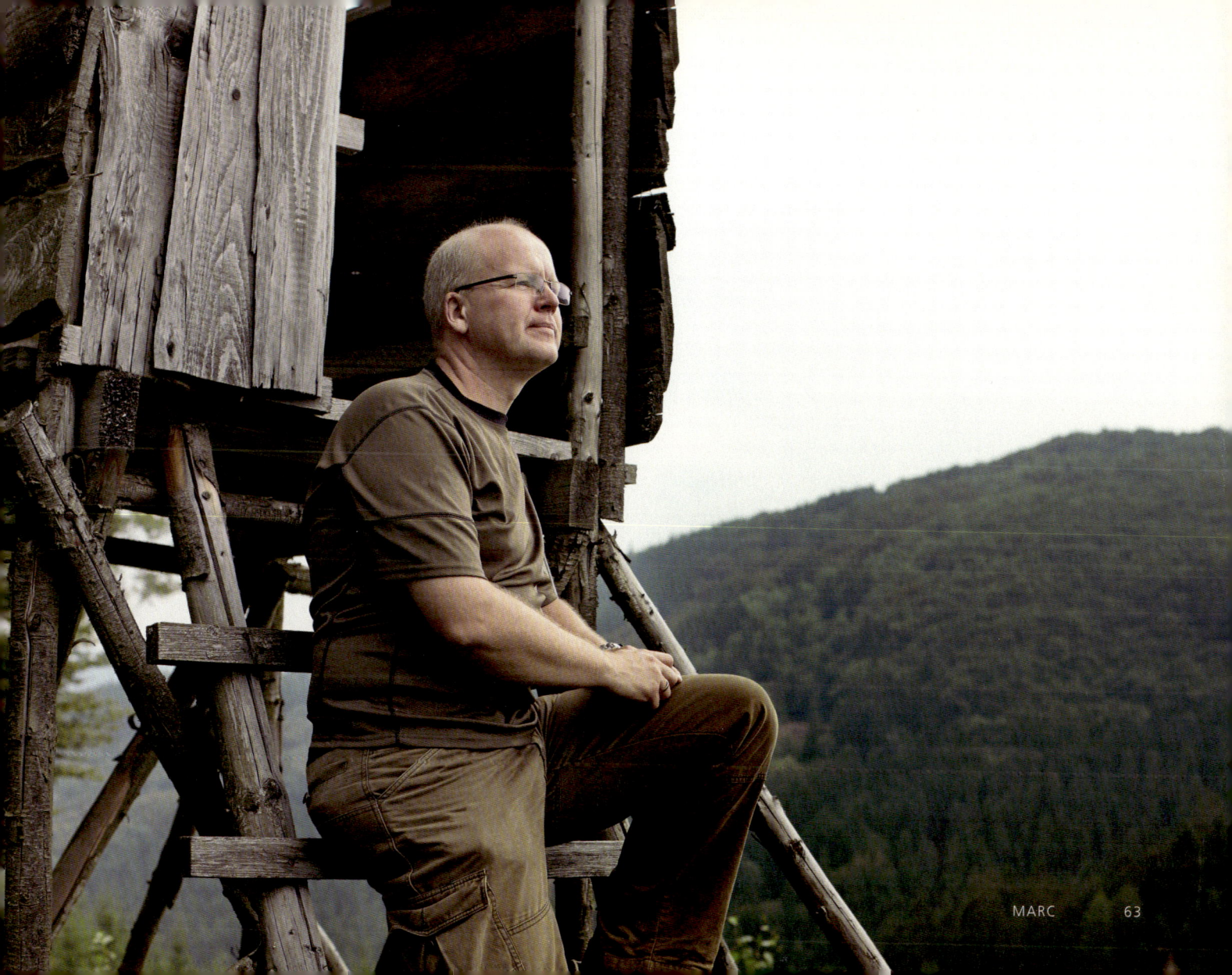

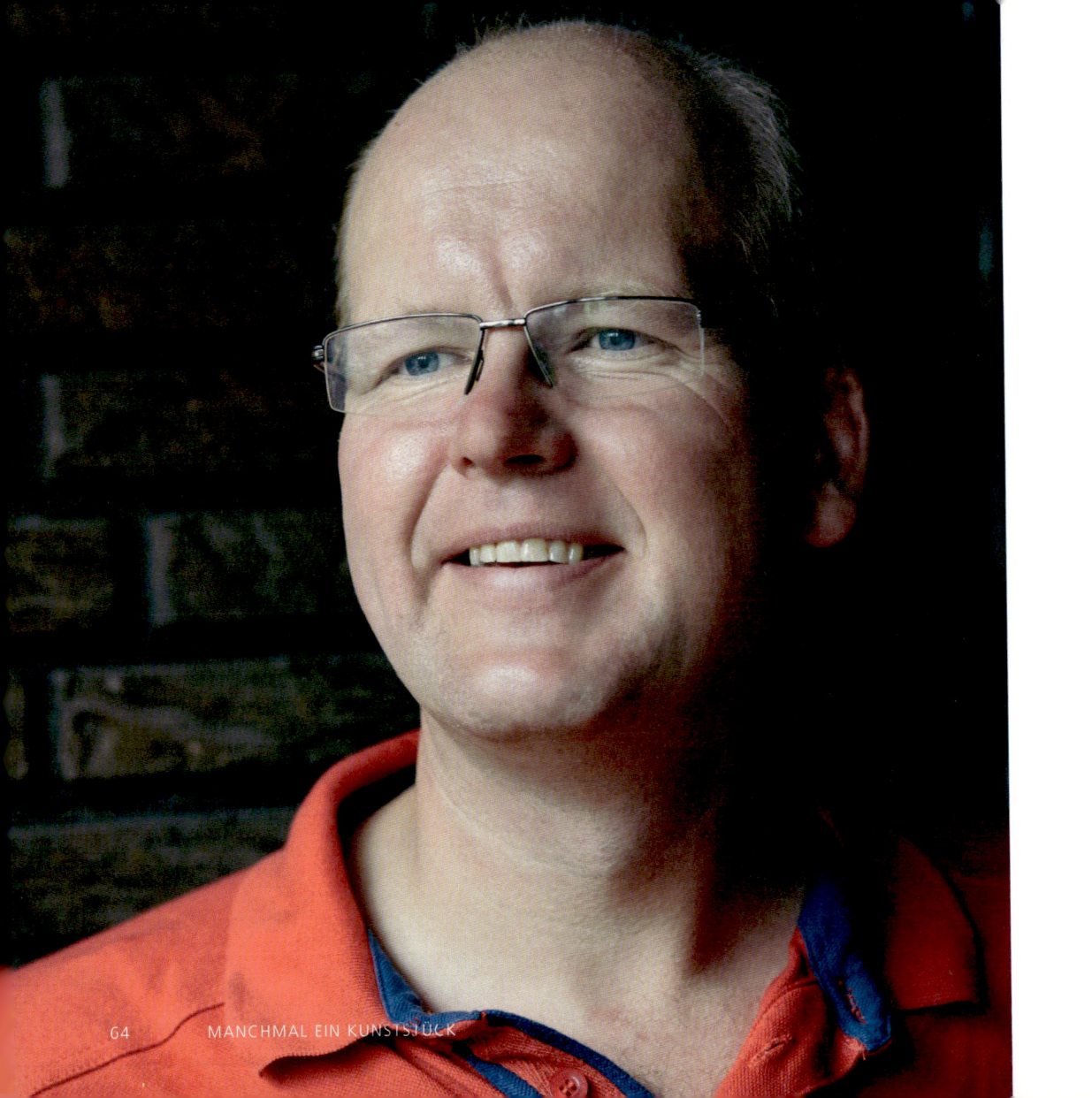

MANCHMAL EIN KUNSTSTÜCK

Wenn Du den Buchtitel „Manchmal ein Kunststück" liest – was verbindest Du damit?

Dass man mit Leukämie ein relativ normales Leben führen kann – bei optimaler Behandlung. Ich nehme meine Tabletten und versuche ansonsten, nicht daran zu denken. Natürlich werde ich trotzdem öfters daran erinnert, weil ich das Forum von Leukämie-Online moderiere, aber ich muss sagen: 90 Prozent der Teilnehmer haben ein positives Erlebnis. Die CML ist ein Tiger im Käfig und bei manchen bricht der Tiger leider auch aus. Aber der weitaus größte Teil hat für sich festgestellt: Das Leben mit Leukämie, es kann so sein wie das von jedem anderen auch.

Welche Rolle spielt das Forum für Dich, der Kontakt zu anderen CML-Patienten?

Eine sehr große. Ich würde sogar sagen, dass einige Teilnehmer teilweise hier mehr Hilfe bekommen als von ihrem Arzt. Man darf hier alle Fragen stellen, die man hat, und niemand sagt einem: So, jetzt ist die Zeit leider vorbei, das passiert ja leider öfter in hämatologischen Arztpraxen. Viele Patienten haben großen Redebedarf, gerade kurz nach der Diagnose. So ging es mir auch – ich dachte erstmal nur an Tod und Stammzelltransplantation.

Wie hast Du von der CML erfahren?

Ich war im Krankenhaus, eigentlich wegen eines Steißbein-Abszesses, und der Hausarzt hatte mir zuvor Blut abgenommen. In der Klinik waren alle sowas von lieb und nett zu mir, dass es mir spanisch vorkam. In der Mittagspause habe ich dann mit meinem Hausarzt telefoniert wegen der Blutergebnisse und er sagte dann: „Komm mal zu mir in die Praxis", ich meinte: „Geht nicht,

„Ich verreise noch mehr als zuvor!"

bin gerade im Krankenhaus", und er sagte: „Dann ist es hoffentlich noch nicht zu spät."

Wie hast Du darauf reagiert?

Ganz ehrlich? Ich habe das ganze Krankenhaus zusammengebrüllt. Es hat sich keiner mehr so recht in mein Zimmer getraut. Ich habe befürchtet, dass alle Schwestern es wussten und auch alle Ärzte – nur ich nicht. Ich denke, sie wollten noch auf weitere Ergebnisse warten und es mir dann ganz vorsichtig beibringen. Ich habe mich daraufhin selbst aus dem Krankenhaus entlassen und habe mich in eine hämatologische Abteilung eines anderen Krankenhauses bringen lassen. Ich musste immer daran denken, dass mein Sohn gerade laufen gelernt hatte, er war anderthalb. Ich hatte schlimme Zukunfts-Szenarios vor dem inneren Auge.

Was ist dann passiert?

Ich habe im Wartezimmer diese kleinen blauen Krebs-Hefte gelesen und mir wurde fast schwarz vor Augen. Es gab damals nur Therapie-Optionen, die ich als fürchterlich empfunden habe, etwa die Stammzelltransplantation. Im Arztgespräch wurde ich dann gefragt: „Haben Sie im Moment viele blaue Flecken?" – „Ja, ich bin gerade mit dem Hausbau fertig geworden, ich bin den ganzen Tag auf der Baustelle." – „Haben Sie hin und wieder Nasenbluten?" – „Wir haben gerade einen Kamin eingebaut, wir heizen mit Holz neuerdings, die Luft ist ein bisschen trockener." – „Haben Sie Nachtschweiß?" – „Klar, wir haben uns gerade ein großes Wasserbett gekauft, mir ist nachts warm, aber das liegt wohl am Wasserbett." Es gab für alles eine ganz logische Erklärung. Nach einiger Zeit war dann aber doch klar: Ich habe CML. Ich bin dann nach Hause gegangen und habe mein Testament geschrieben – man ging damals von Zeiträumen aus von etwa 2 bis 5 Jahren, in denen man mit der Krankheit leben kann; länger nicht.

MARC   65

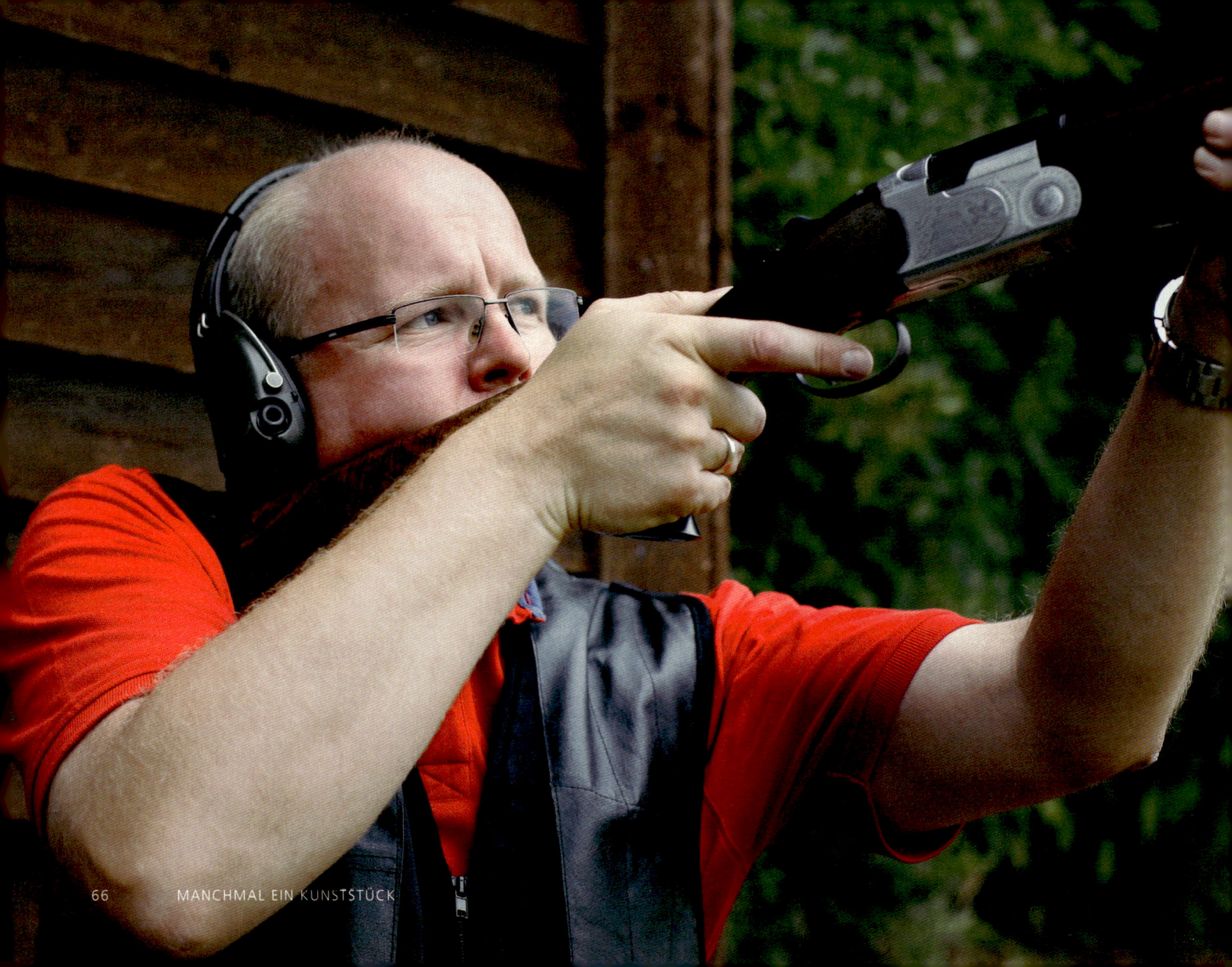

MANCHMAL EIN KUNSTSTÜCK

Du hast dann ein sehr wirksames und starkes Medikament bekommen…

…das ich aber leider nicht vertragen habe. Ich habe nach einiger Zeit eine Lebervergiftung bekommen und habe zwangsläufig die Therapie abbrechen müssen. Im Oktober 2005 habe ich schließlich an einer klinischen Studie teilgenommen für ein Präparat, das ich bis heute nehme – ich vertrage es ganz gut.

Du bezeichnest Dich selbst als reisewütig – hat sich das mit der Diagnose verändert?

Ja, und zwar zum Positiven – ich verreise noch mehr als zuvor! Mindestens vier Mal im Jahr bin ich im Urlaub, am liebsten auf Sylt. Ich kenne meine Frau seit 1999, ich glaube, es gibt kein Jahr, in dem wir nicht auf Sylt waren, in der Regel fahren wir sogar mehrmals im Jahr hin. Am schönsten finde ich es bei „Sauwetter" in der Nebensaison: Wir sind gut eingepackt in warme Klamotten, der Strand ist menschenleer und wir spazieren – ein erhebendes Gefühl. Um dann anschließend einzukehren in einem Café in den Dünen. Meine zweite Leidenschaft ist die Jagd.

Was fasziniert Dich daran?

Wenn ich mit Sohnemann und Hund auf dem Hochsitz warte, dass die Sonne aufgeht, so um 4 oder 5 Uhr morgens – der Nebel, das Vogelgezwitscher, das ist unbeschreiblich.

Weiß Dein Sohn, dass Du krank bist?

Ja, er weiß, dass ich Leukämie habe und dagegen Tabletten nehme und auch, dass es nicht gut wäre, wenn ich sie nicht nehmen würde. Aber er ist einfach damit aufgewachsen: Papa hat eine Krankheit, aber ihm geht's gut damit. Es ist für ihn so, wie wenn jemand einen Schnupfen hat.

„Das Leben mit Leukämie, es kann so sein wie das von jedem anderen auch."

Gibt es heute noch Momente, in denen die Krankheit Dich einschränkt?

Schwer zu sagen, eine Nebenwirkung meiner Tabletten sind Kopfschmerzen, die habe ich öfters. Aber ich sitze auch manchmal zehn Stunden am Tag vorm Computer, davon kann es auch kommen. Nervös bin ich vor allem am Tag der Blutkontrolle, ich hole meine Ergebnisse immer persönlich ab. Ich bin ein wenig abergläubisch neuerdings. Das eine Mal, als ich sie mir habe faxen lassen, waren die Leberwerte so gefährlich hoch. Wenn ich aus dem Auto aussteige und hinlaufe zur Arztpraxis – da habe ich bis heute schweißnasse Hände. Aber sonst geht es mir wirklich sehr gut. Eigentlich hoffe ich sogar, irgendwann geheilt zu werden, meine Werte sind gut. Die Medikamente abzusetzen – das wäre mein nächster großer Schritt.

Interview: *Christiane Hawranek*

SEITE 63
Der Kontakt zu anderen CML-Patienten hat Marc nach der Diagnose sehr geholfen. „Bei Leukämie-Online darf jeder so viele Fragen stellen wie er möchte", sagt er. Deshalb engagiert er sich neben seiner Arbeit als Bankkaufmann beim Internetforum.

SEITE 64
Der Nebel, das Vogelgezwitscher, die Spannung vor dem Schießen: Das fasziniert Marc an der Jagd. Schon um 4 Uhr morgens wartet er an manchen Tagen auf dem Hochsitz darauf, dass die Sonne aufgeht.

SEITE 66
Jagen ist Marcs Leidenschaft – und seine Leidenschaften, findet er, sollte man nicht auf die lange Bank schieben, sondern ihnen nachgehen. So ist er beispielsweise absolut „reisewütig" und fährt regelmäßig mit seiner Familie nach Sylt.

SIGFRID

Wenn Sigfrid nicht gerade joggt, schwimmt oder fahrradfährt, arbeitet er in Haus, Hof und Garten – daheim oder bei Freunden. Ein Leben ohne Aktivität ist für den 69-jährigen Rentner unvorstellbar. Auch früher im Beruf hatte er viel zu tun, damals war der Alltag oft atemlos und aufreibend. Heute strahlen Ruhe und Lebensfreude aus seinen Augen. Eine Pilgerreise auf dem Jakobsweg führte ihn auf eine neue Spur.

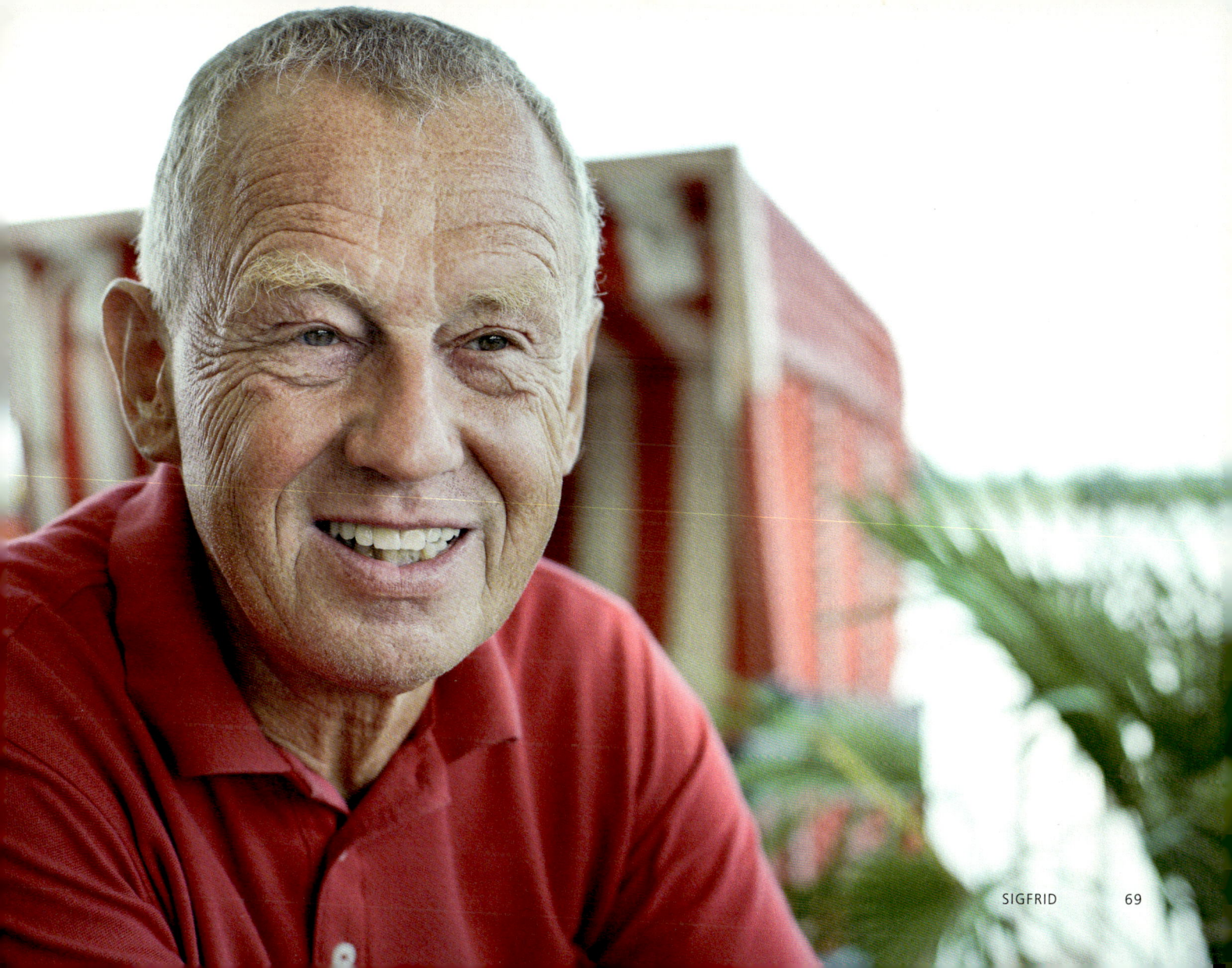

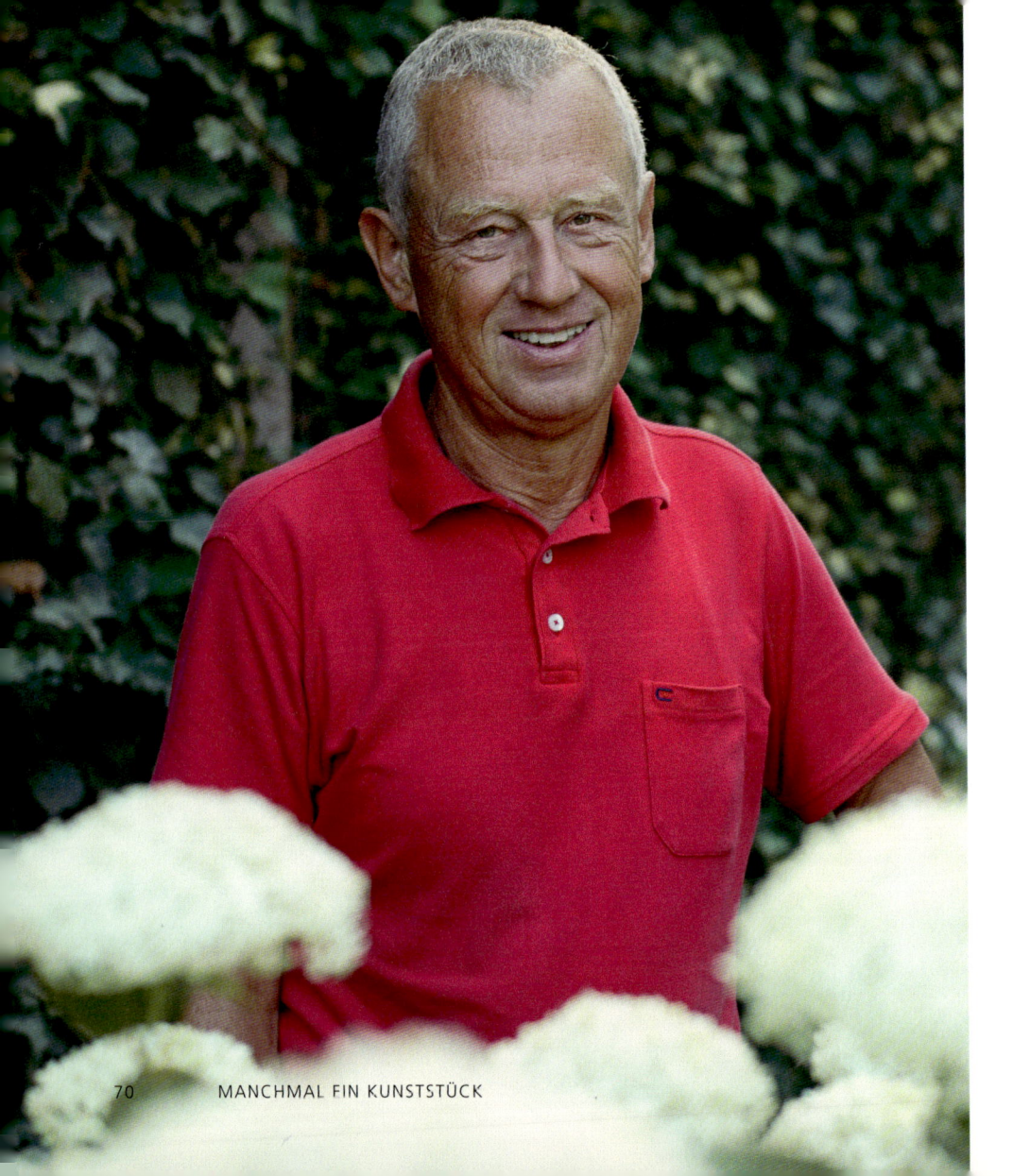

Du lebst seit zwölf Jahren mit CML. Was hat die Krankheit in Deinem Leben verändert?

Ich lebe heute bewusster und achte mehr auf meine Gesundheit. Es war auch eine Chance. Mein Leben habe ich gelebt. Die Medikamente gegen die CML, die ich jetzt schon seit zehn Jahren nehme, schenken mir noch eine Verlängerung – sie sind meine Rettung, weil sie mein Leben erhalten. Die Nebenwirkungen sind bei mir sehr moderat, dadurch fühle ich mich kaum beeinträchtigt. Dass ich manchmal etwas abgeschlagen und müde bin, kompensiere ich mit Sport. Und es stört mich nicht, dass andere deutlich bessere Verlaufskontrollwerte haben als ich.

Das klingt nach einem sehr entspannten Umgang mit der Krankheit.

Als ich erfahren musste, dass ich CML habe, hat mich das nicht wirklich beunruhigt. Nach der Diagnose ging es mir gut. Ich war sicher, dass ich selbst den Heilungsprozess unterstützen kann und dass es irgendwie gut werden wird. Damals im Beruf hatte ich so viel Hektik, dass ich zunächst gar nicht bemerkt habe, wie sich mein Gesundheitszustand immer mehr verschlechterte. Beispielsweise konnte ich keine weiten Strecken mehr sicher mit dem Auto fahren. Ich war zwischendurch immer wieder so erschöpft,

dass ich anhalten und mich auf einem Parkplatz erholen musste. Aber meine Ärzte – zu denen ich ein sehr vertrauensvolles Verhältnis habe – stellten glücklicherweise sehr schnell die richtige Diagnose.

Hast Du gleich offen über die Krankheit gesprochen?

Nein. Zwei Jahre habe ich mich erst einmal selbst intensiv mit der CML beschäftigt,

„Ich habe meine Gelassenheit wiedergefunden."

bevor ich mich anderen offenbarte. Ich wollte mich zuerst gut mit der Materie befasst haben und alle Fakten kennen, um für Nachfragen gewappnet zu sein und nicht vorschnell abgestempelt zu werden. Erst an meinem 60. Geburtstag habe ich es offiziell der Verwandtschaft gesagt, zweieinhalb Jahre nach der Diagnose. Meine Freunde und Verwandten waren über meine optimistische Grundeinstellung sehr erleichtert.

Ein Jahr später hast Du dann Dein Berufsleben vorzeitig beendet. Aus welchem Grund?

Inspiriert dazu hat mich ein Herr, der in einer Fernsehsendung über sein Leben mit CML berichtete. Als er von der Krankheit erfuhr, kündigte er seinen Job als Direktor einer Bankfiliale, beschäftigte er sich mit asiatischen Naturheilverfahren und qualifizierte sich zum Heilpraktiker. Eine Hundertachtzig-Grad-Wende. Da habe ich mir gesagt: Du musst auch diesen ständigen Druck lassen. So bin ich im Alter von 61 Jahren in die Arbeitslosigkeit und dann mit 63 vorzeitig in Rente gegangen.

Hat das Dein Leben entschleunigt?

Nach und nach habe ich Stress abgebaut, aber das ist ein langer Prozess und geht nicht von jetzt auf gleich. So richtig zur Ruhe gekommen bin ich erst durch eine Pilgerreise auf dem Jakobsweg in Spanien vor fünf Jahren. Dort spürt man die Naturgewalten ganz unmittelbar, stößt an eigene Grenzen – wir sind ausdauernd durch Regen und Schlamm gestapft, um unser Ziel zum richtigen Zeitpunkt zu erreichen. Besonders im Gedächtnis geblieben sind mir die vielen offenen Menschen, die wir unterwegs getroffen haben. Außerdem lernt man beim Pilgern, sich auf das Wesentliche zu reduzieren – im Gepäck und in den Gedanken. Auf diesem Weg habe ich letztendlich meine innere Gelassenheit wiedergefunden.

Wie hat diese prägende Erfahrung Dein Leben verändert?

Die Pilgerreise bin ich sportlich angegangen, habe dabei aber vor allem einen Zugang zu etwas gefunden, das ich als handwerklich und technisch orientierter Mensch früher eher belächelt habe: Spiritualität. Für mich heißt das, an etwas zu glauben, das weit weg ist, aber einem trotzdem Sicherheit gibt. Das muss nicht christlich geprägt sein, aber man braucht irgendwo einen Halt, eine Geborgenheit. Von einer guten Freundin habe ich viel über andere Religionen wie den Buddhismus erfahren. Deswegen habe ich zwar nicht gleich angefangen zu meditieren, aber das hat mich doch ziemlich umgekrempelt.

Wann kannst Du alles um Dich herum vergessen?

Zum Beispiel bei allen handwerklichen Arbeiten. Ich verlege beispielsweise Elektro- und Abwasserleitungen, verrichte Maurer-, Maler- und Trockenbauarbeiten oder arbeite mit Holz – gerne auch für Freunde und Bekannte. Es gibt mir immer Genugtuung, anderen Menschen mit meinen Kenntnissen und Fertigkeiten zu helfen. Manchmal dauern die Arbeiten einen ganzen Tag, manchmal mehrere Wochen. Auch beim Handwerkern muss man sich – wie in vielen anderen Lebensbereichen – Ziele stecken und darauf zuarbeiten. Das ist immer wieder eine Herausforderung und macht mir viel Freude.

Wie würdest Du Dein Verhältnis zur CML beschreiben?

Es war immer wichtig für mich, selbst etwas zu tun, auch im Zusammenhang mit

> „Eigentlich habe ich vor, so alt zu werden wie mein Vater. Und daran sollte die Leukämie mich nicht hindern."

Erkrankung. Ich achte bewusst auf mich, nehme regelmäßig meine Medikamente und setze mich aktiv für meine Gesundheit ein – so fühle ich mich nicht hilflos oder der Krankheit ausgeliefert. Mein regelmäßiges Sportprogramm tut mir gut und hält mich fit. Zum Beispiel gehe ich ins Fitnessstudio und in die Sauna, mache Bergwanderungen oder Fahrradtouren – aber alles ohne Leistungsdruck. Ich lebe mit der CML und tue mein Bestes dazu.

Wie blickst Du in die Zukunft?

Eigentlich habe ich vor, so alt zu werden wie mein Vater. Den durfte ich zwar nicht viel kennen lernen, habe aber über ihn erfahren, dass er 94 Jahre alt geworden ist. Das wäre eine Zeit, die ich auch noch ganz gerne hätte *(lacht)*. Und daran sollte die Leukämie mich nicht hindern.

Interview: *Susanne Dietrich*

SEITE 69
Das Leben, ein Strandkorb: An seinem Zweitwohnsitz in der Hansestadt Tangermünde verbringt der Leipziger einen Großteil seiner Freizeit.

SEITE 70
Sich Ziele stecken, Grenzen ausloten, aber dann auch wieder zu sich kommen und Ruhe finden – das ist Sigfrids Geheimnis.

SEITE 73
Was ihm früher Kopfzerbrechen bereitet hat, nimmt der 69-Jährige heute locker. Es klappt nicht immer mit der Gelassenheit, „aber es geht schon viel besser".

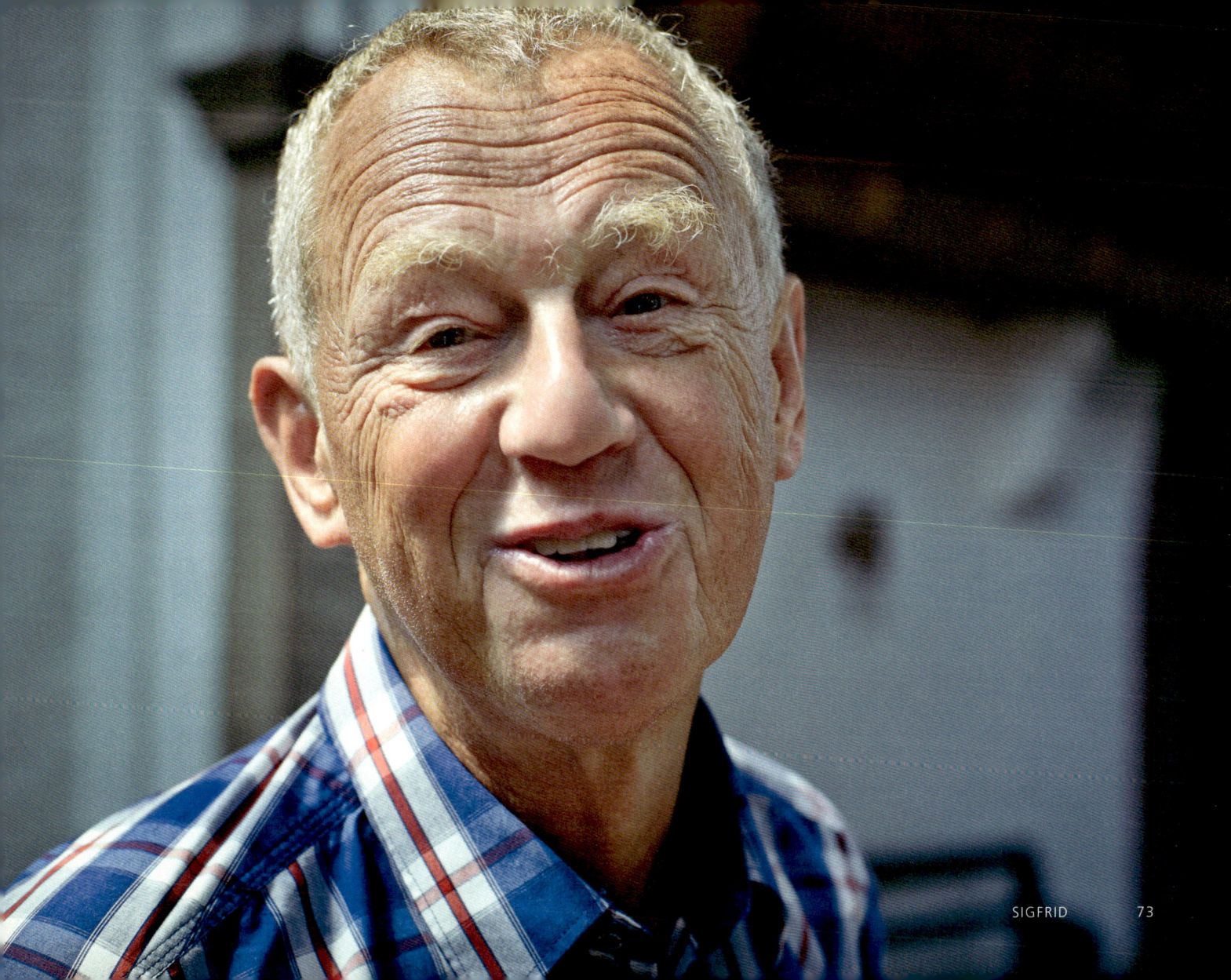

ULRIKE

Das erste, was Ulrike an einem sonnigen Tag tut, wenn sie morgens aufsteht: Sie zieht sich ihre Turnschuhe an und geht los zum Nordic Walking, mit Vorliebe auf dem Priwall an der Ostsee, wo sie und ihr Mann ein kleines Ferienhaus besitzen. Die 61-jährige Rentnerin aus Lübeck ist nach der Diagnose CML im Dezember 2008 in ein tiefes Loch gefallen – doch heute, sagt sie, lebt sie besser denn je. Am meisten hilft ihr Bewegung: Yoga oder Wandern zum Beispiel.

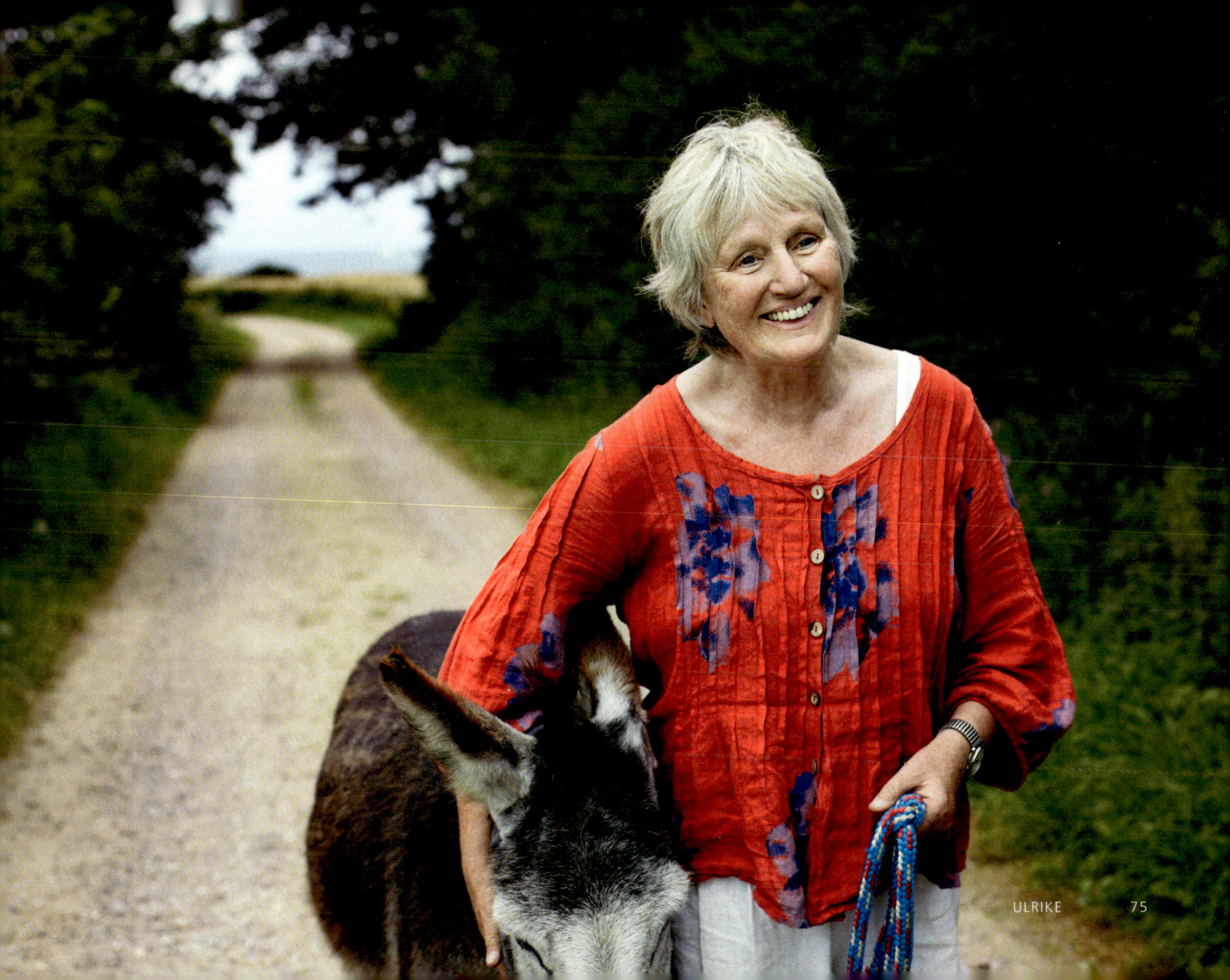

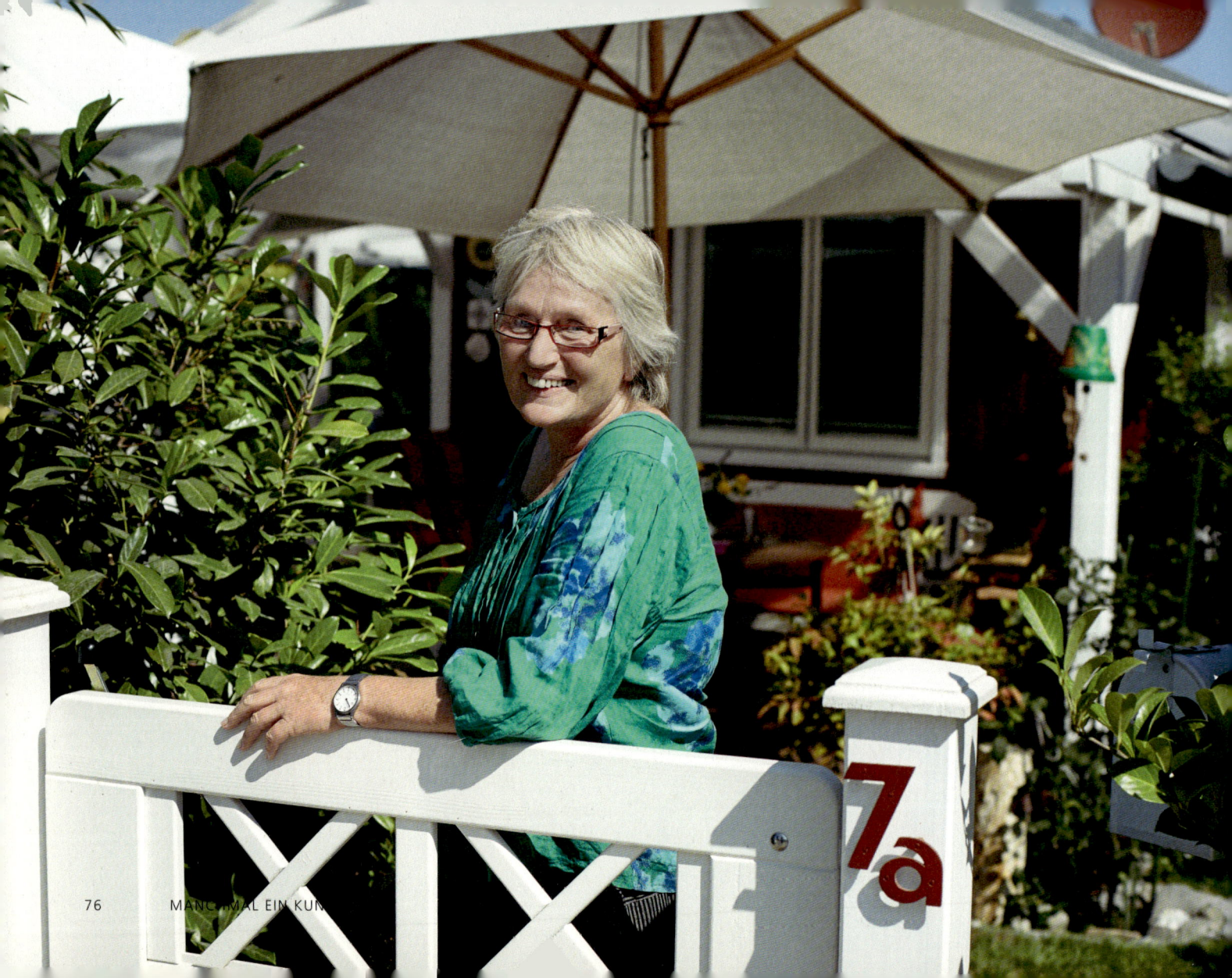

MANCHMAL EIN KUN

Du hast früher sehr erfolgreich im Bereich Arbeits- und Gesundheitsschutz gearbeitet, zu Deinen Kollegen hattest Du ein gutes Verhältnis. Wie haben sie reagiert, als Du ihnen von der Diagnose CML erzählt hast?

Ehrlich gesagt war ich davon ziemlich enttäuscht. In einer Projektsitzung habe ich die Krankheit öffentlich gemacht, aber meine Kollegen konnten damit nicht umgehen. Da war eine unglaubliche Sprachlosigkeit, viele hatten vielleicht Angst, sich mit dem Thema und mit mir auseinanderzusetzen. 2010 wurde ich nach Projektende nicht weiter beschäftigt und wurde arbeitslos. Für meinen letzten Tag im Büro hatte ich zwei Flaschen Sekt eingekauft und wollte einen Abschiedstrunk veranstalten – stattdessen haben sich alle nur mit „tschüss mach's gut" verabschiedet, als würde ich nächste Woche wiederkommen. Kein Strauß Blumen, nichts.

Das war sicher schwierig für Dich zu verkraften.

War es, ja – ich hatte wirklich für meinen Beruf gelebt. Aber ich war psychisch und physisch einfach nicht mehr so belastbar wie zuvor, die Medikamente haben mir zu Beginn der Therapie sehr zugesetzt: Zwar haben die Tabletten schnell eine positive Wirkung gezeigt, gleichzeitig habe ich

mich aber äußerlich leider sehr verändert. Ich bin 1,62 Meter groß und habe früher immer um die 60 Kilogramm gewogen. In relativ kurzer Zeit habe ich etwa 10 Kilogramm zugenommen, ich hatte sehr ausgedünnte Haare und verknautschte Augen – damit kam ich nicht zurecht. Gerade der Verlust der Haare war ein regelrechtes Trauma.

„Ich habe einfach unglaublich viele Pläne und möchte so vieles machen!"

Ein Trauma – inwiefern?

Meine Mutter hat durch eine Erkrankung alle Haare verloren, ich kenne sie nur mit Perücke – und ich hatte immer Angst, dass es mir einmal genauso ergeht. Leider konnte ich nie herausfinden, welche Krankheit genau sie hatte, sie gehörte einer Generation an, in der über solche Probleme einfach nicht gesprochen wurde und es gibt auch keine ärztlichen Unterlagen mehr – ich habe versucht, sie zu finden,

aber mein Vater hat alles verbrannt. Wir nehmen heute an, dass es eine Auto-Immun-Erkrankung war.

Du sagst, dass Du nach der Diagnose in ein Loch gefallen bist. Wie hast Du es geschafft, daraus wieder herauszuklettern?

Irgendwann habe ich realisiert: Du hast Leukämie und es geht nicht mehr weg. Ich habe angefangen, mich zu informieren, bei einer Krebs-Selbsthilfegruppe der Caritas und bei Leukämie-Online. Der Austausch mit anderen hat mir geholfen. Manchmal ist es einfach ein Kunststück, mit der Krankheit umzugehen – sie hat mich sehr stark verändert. Mittlerweile tue ich vieles mit mehr Achtsamkeit; ich meditiere auch und versuche einfach, das Leben wahrzunehmen und anzunehmen, wie es ist. Und auch mit der Erkrankung geht es mir inzwischen gut. Wenn ich zum Beispiel merke, dass ich einen Depressions-Schub bekomme, dann ziehe ich mir meine Turnschuhe an und gehe nach draußen – danach geht es mir immer besser.

Was macht Dich glücklich?

Wenn ich einen Rucksack auf dem Rücken habe und laufe – dann kann ich alles vergessen. Dieses Gefühl der Freiheit, sich in der Natur zu bewegen, das ist ein unglaubliches Gefühl von Identität mit sich selbst, am besten ist es ganz früh morgens, wenn die Vögel anfangen zu singen. Wenn man nichts anderes zu tun hat als zu schauen: Habe ich genug zu essen? Habe ich genug Wasser? In welche Richtung müssen wir? Wo können wir heute übernachten? Man lässt vieles einfach auf sich zukommen. Ich liebe Langstrecken-Wanderungen.

„Ich versuche einfach, das Leben wahrzunehmen und anzunehmen, wie es ist."

Wohin ging die letzte Wanderung?
Das war der Jakobsweg von Porto nach Santiago de Compostela – 250 Kilometer weit, wir waren knapp 3 Wochen lang unterwegs. Es war ein besonderes Erlebnis. Anfang 2013 wurde bei mir ein Tumor im Genitalbereich entdeckt, für die Operation musste ich meine Medikamente absetzen. Vor der OP haben wir uns auf den Jakobsweg gewagt. Anfangs habe ich meinen eigenen Kräften nicht getraut, bin nur 6

Kilometer am Tag gelaufen, dann 12, später haben mein Mann und ich das langsam gesteigert und es wurde immer besser. Ich hatte plötzlich das Gefühl, wieder in der „normalen" Welt angekommen zu sein – ohne Medikamente. Die Operation lief gut und mittlerweile sagen mir viele Menschen, sie bewundern mich.

Für Deine Kraft und Deinen Optimismus?
Ja, sie sagen mir dann: „Ich kann es nicht fassen, jetzt hast du dieses Jahr schon vier OPs hinter dir und trotzdem bist Du so positiv." Ich glaube, ich habe auch meinen Mann ein bisschen damit angesteckt. Als ich ihn kennengelernt habe, war er eher unsportlich, aber jetzt macht er alles mit. Ich habe einfach unglaublich viele Pläne und möchte so vieles machen!

Zum Beispiel?
Mit Eseln wandern gehen – das steht ganz oben auf dem Zettel mit den Dingen, die ich unbedingt tun möchte. Ich habe eine Wanderleiter-Ausbildung gemacht und dabei festgestellt, wie unglaublich befriedigend es ist, mit Tieren zu kommunizieren. Wer immer nur egoistisch oder egozentrisch auf sich selbst blickt, der stellt fest: Da wird der Esel nicht mitgehen. Gerade mache ich auch noch eine Ausbildung zur Yoga-Lehrerin, mir fehlt nur noch eine

Prüfung. Das kann ich jedem nur empfehlen: Frühmorgens Yoga am Strand – herrlich.

Interview: *Christiane Hawranek*

SEITE 75
Esel brauchen Menschen, die sich voll und ganz auf sie einstellen – das ist für Ulrike das Faszinierende am Eselwandern. Sie sagt: „Es ist unglaublich befriedigend, mit Tieren zu kommunizieren."

SEITE 76
Sportlich war sie schon immer, ging Joggen oder Radwandern. Nach der Diagnose CML hat Ulrike ihr Repertoire erweitert: Sie macht Yoga und geht zum Nordic Walking – mit Vorliebe direkt am Meer.

SEITE 79
Vor ihrem Ferienhaus auf dem Priwall: Es ist nur 20 Kilometer von ihrem Heimatort Lübeck entfernt. Ulrike findet: „Ich lebe heute bewusster und sogar besser als je zuvor."

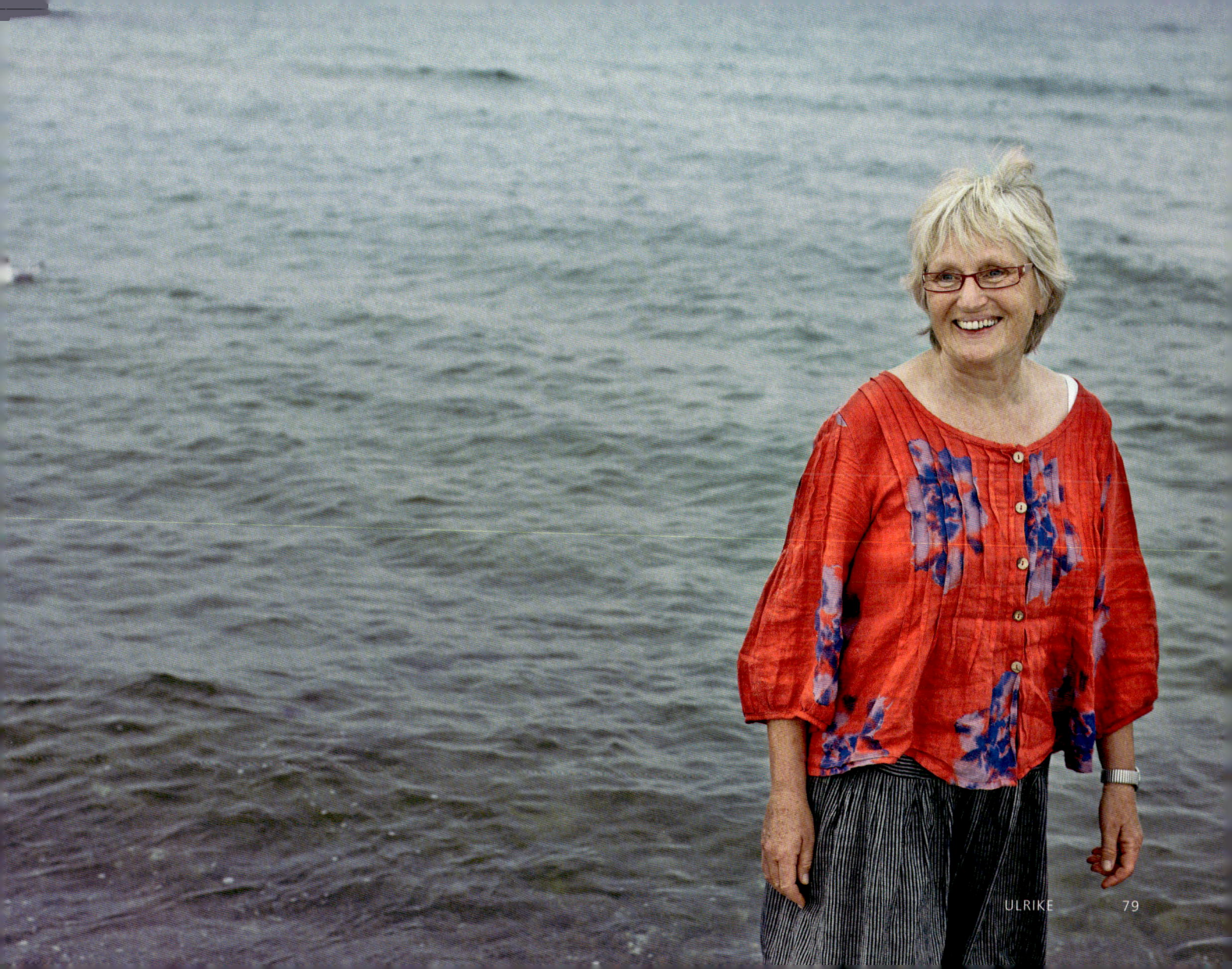

RAINER

Rainer hat bis vor kurzem 14 verschiedene Tabletten pro Tag nehmen müssen – jetzt keine Einzige mehr. Er hat die lebensgefährliche Stammzelltransplantation gut überstanden und fühlt sich vollkommen gesund. Dass er CML-Patient war, prägt sein Leben aber nach wie vor. Der 43-jährige Steuerfachgehilfe aus München achtet heute sehr auf seine Gesundheit und treibt viel Sport.

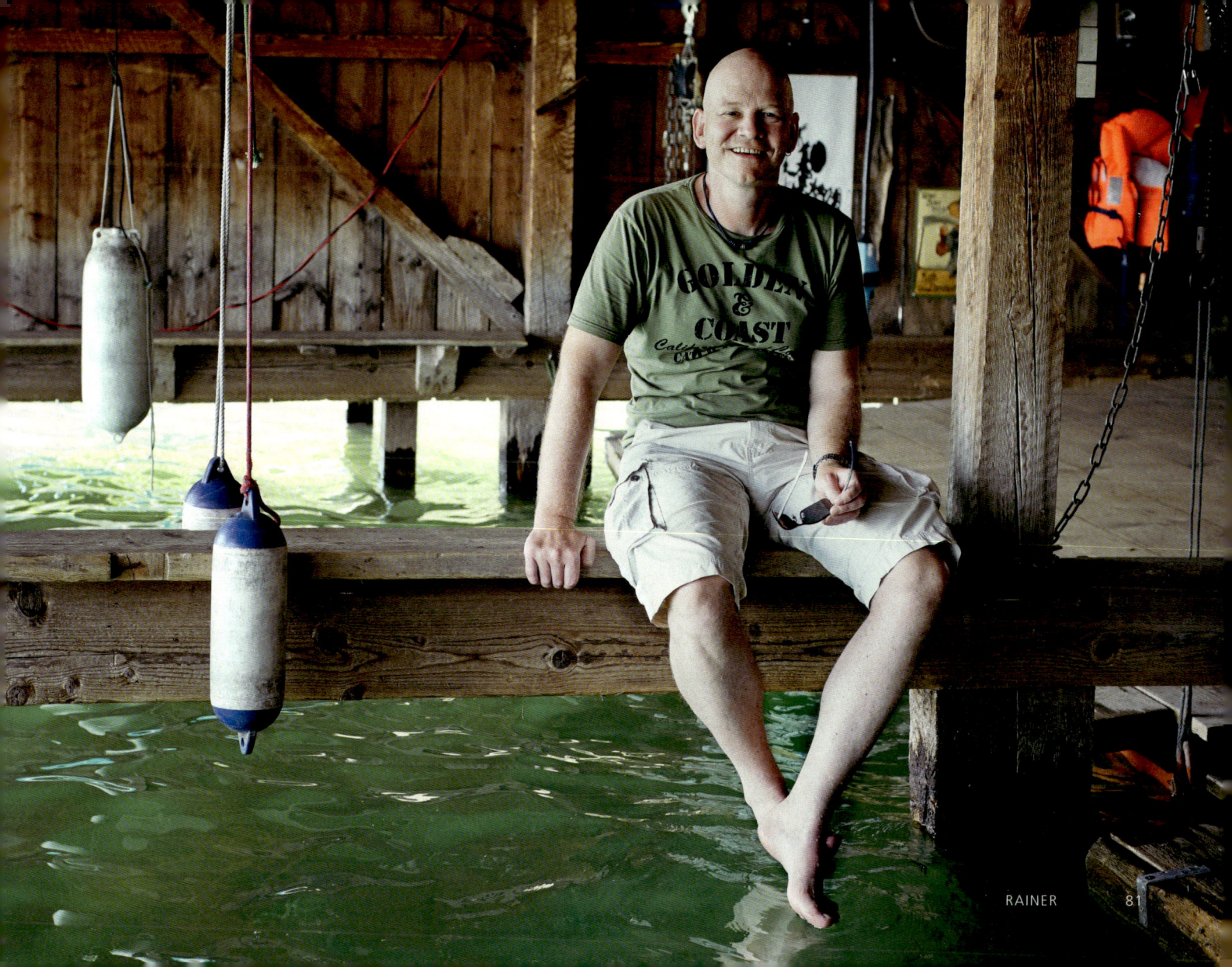

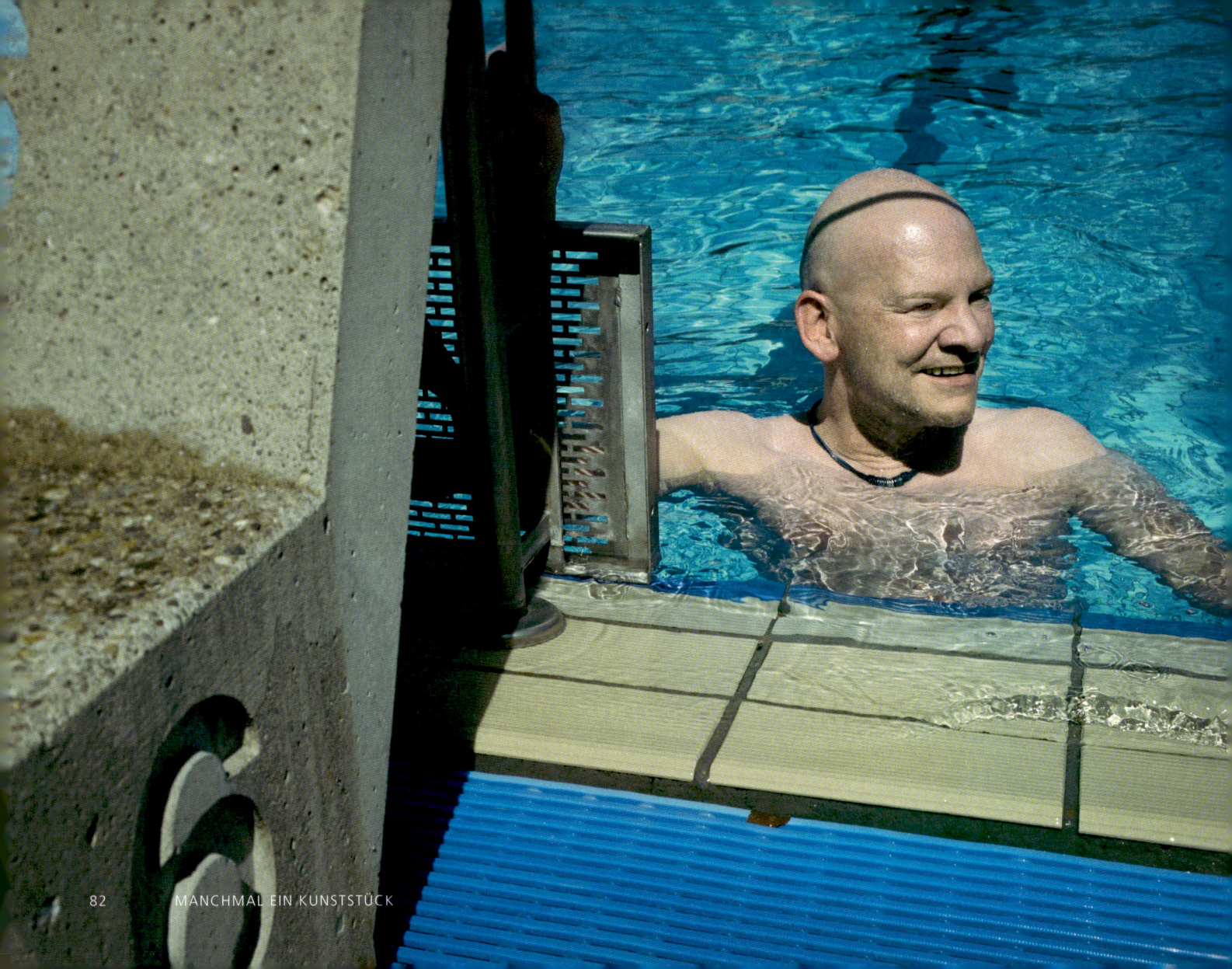

MANCHMAL EIN KUNSTSTÜCK

Vor zwei Jahren hast Du eine Stammzell-transplantation bekommen. Wie geht es Dir heute?

Ich bin jeden Tag dankbar um das zweite Leben, das mir geschenkt wurde – ich gelte jetzt offiziell als geheilt! Die ersten zwei Jahre sind am gefährlichsten, weil die Wahrscheinlichkeit, dass die CML zurück kommt, in dieser Zeit am höchsten ist, aber – toi toi toi, ich habe 100 Prozent Spenderzellen im Knochenmark. Das war schon ein besonderer Moment, als die zwei Blutbeutel mit den gesunden Zellen an mein Krankenbett gebracht wurden, da habe ich mich wahnsinnig gefreut und gesagt: „Her damit!"

Eigentlich heißt es ja, die CML sei gut mit Medikamenten behandelbar – wie kam es dazu, dass Du Dich für die riskante Stammzelltransplantation entschieden hast?

Es gab da nicht viel zu entscheiden – sie war meine letzte Hoffnung. Die Medikamente haben bei mir leider nicht so gut angeschlagen wie bei anderen Patienten, das war ziemlich belastend für mich, ich war immer am Kämpfen deshalb. Aber ich habe mir immer, selbst wenn die Situation noch so schwierig war, gesagt: Es geht weiter und ich habe die Hoffnung nie

aufgegeben, dass das nächste Medikament besser hilft. Irgendwann hatte ich mein Drittes probiert – und auch das konnte mich Ende Juli 2011 nicht vor einer Blastenkrise bewahren: Meine Leukozyten haben sich unkontrolliert vermehrt und durch das schnelle Wachstum hatte ich wahnsinnige Schmerzen. Ich habe mich dann

„Ich war immer am Kämpfen, aber ich habe die Hoffnung nie aufgegeben."

in die Klinik fahren lassen, habe starke Schmerzmittel bekommen und dort hieß es dann: „Sie können gleich da bleiben." Zum Glück gab es schon vorher einen passenden Knochenmarksspender für mich.

Wie ging es dann für Dich weiter?

Ich habe mich intensiv auf die Stammzelltransplantation vorbereitet, mit Sport: Training im Fitnessstudio zum Beispiel. Dann wurde mein eigenes Knochenmark zerstört, ich habe eine Chemotherapie mit radioaktiver Strahlung bekommen. Der

Körper wird heruntergefahren auf null, ich hatte keinerlei Abwehrkräfte mehr und lag auf einer isolierten Station. Dann hatte ich eine schwere Lungenentzündung – ich selbst habe nur gemerkt, dass mir die Lunge sehr weh tut – hinterher hat mir dann aber die Krankenschwester erzählt, dass mein Arzt vier Mal angerufen hat, um sich zu erkundigen, ob ich noch am Leben bin. Ich wäre wohl fast daran gestorben. Als das ausgestanden war, habe ich über einen Katheder am Hals die Stammzellen bekommen.

Wie fühlt sich das an?

Vielleicht kann man es vergleichen mit einem Kind, das sehr schnell wächst – nach zwei Wochen mit unheimlichen Knochenschmerzen hat mein Körper die Zellen dann angenommen und sie haben sich vermehrt. Es gab schon auch Abstoßungsreaktionen: Die Haut hat sich gerötet, die Mundschleimhäute haben sich entzündet, da kommen so fremde Zellen an und machen sich breit – aber letztendlich ist es ja gut gegangen.

Du warst insgesamt 2 ½ Monate im Krankenhaus – was sind die prägendsten Erinnerungen an diese Zeit?

Man vergisst sehr vieles zum Glück wieder. Aber ich erinnere mich schon vor allem an die Einsamkeit. Klar habe ich

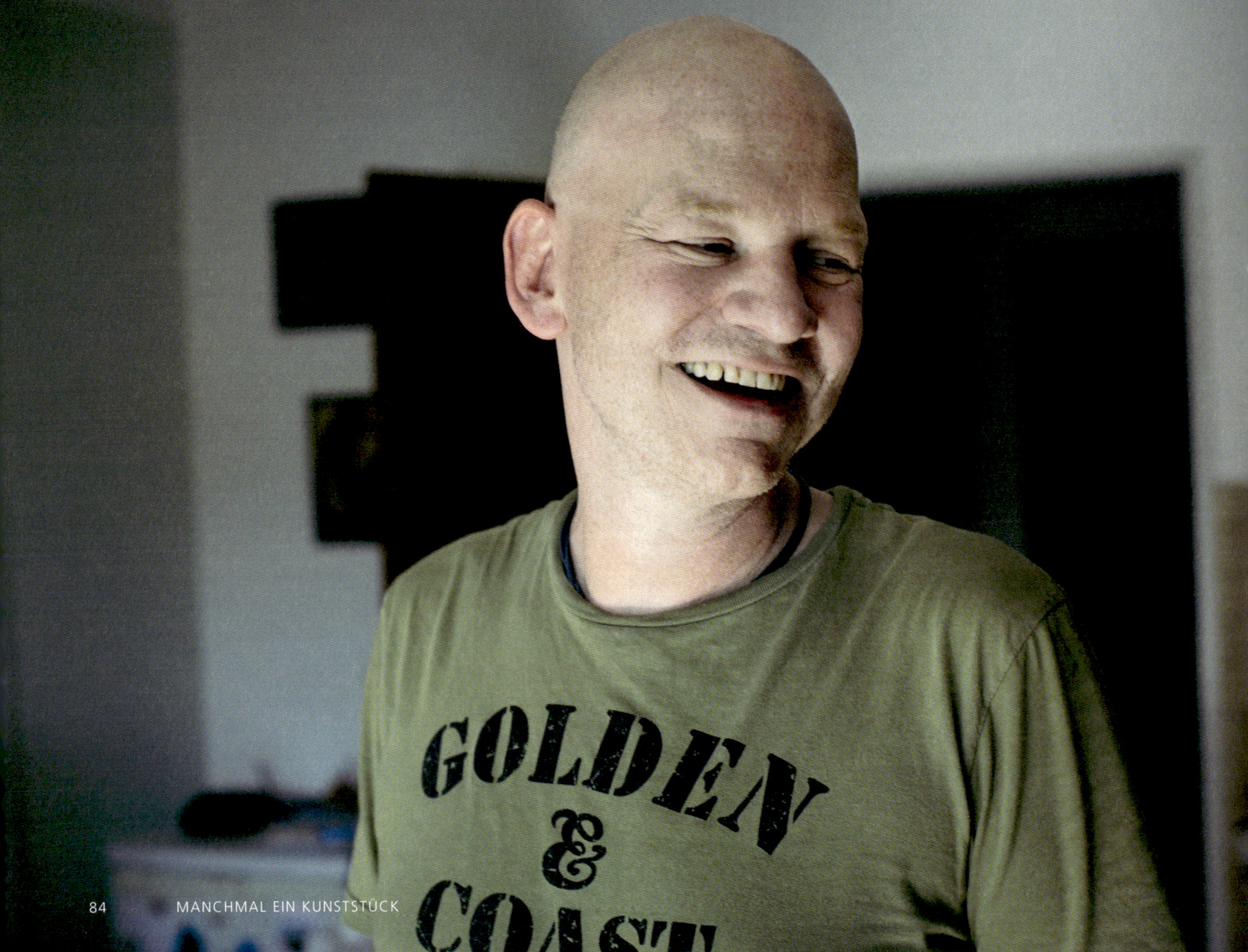

Besuch bekommen – aber meine Tochter zum Beispiel durfte nicht zu mir ins Zimmer, damals war sie 13. Erst ab 14 Jahren war es erlaubt, in meine Nähe zu kommen wegen der Ansteckungsgefahr. Wir haben uns hauptsächlich via Skype unterhalten, ab und zu hat sie durchs Fenster reingewunken. Das war wirklich hart für mich. Naja und teilweise konnte ich weder liegen noch stehen noch laufen, habe mich vom Bett zum Tisch gequält oder in die Dusche. Ich bin spazieren gegangen auf dem Krankenhaus-Gang mit einem Rollator – wie ein alter Opa – ich dachte schon, das geht nie mehr weg!

Aber Deine Befürchtungen haben sich nicht bestätigt.

Zum Glück! Nach der Transplantation war ich erst einmal geschwächt – konnte nichts tragen, nicht einmal Wäsche waschen oder Ähnliches. Ich durfte auch nur mit Mundschutz unter Leute, zum Einkaufen etwa – nicht, dass ich mich mit einem Virus anstecke. Bei der Anschlussheilbehandlung, einer Art Reha, habe ich dann wieder angefangen mit Krafttraining, Hanteltraining, Laufband, Fahrradfahren – und ganz langsam habe ich mich immer gesünder gefühlt. Natürlich lag ich in der ersten Zeit jeden Tag fünf Mal auf der Couch und bin

sofort eingeschlafen – aber seit Mai 2012 arbeite ich wieder, erst vier Stunden täglich, dann habe ich das langsam gesteigert auf 8 Stunden.

Weißt Du eigentlich, wer für Dich Knochenmark gespendet hat?

Im September läuft die Zwei-Jahres-Frist ab, dann darf ich meine Spenderin kennenlernen. Ich habe sie aber schon anonym kontaktiert: Es ist eine Krankenschwester, ich habe mich bei ihr für mein zweites

„Ich habe ein zweites Leben geschenkt bekommen."

Leben bedankt. Sie hat mir zurückgeschrieben, dass sie gar nicht mehr wusste, dass sie überhaupt in der Datei war. Und sie meinte auch, es war kein Problem für sie, die Bluttransfusion zu machen – aus ihrem Blut wurden dann hinterher die Stammzellen extrahiert.

Wie schaust Du rückblickend auf Deinen Lebensabschnitt mit CML?

Die Diagnose habe ich bekommen an einem Freitag, den 13. Jetzt habe ich dieses

Kapitel erst einmal hinter mir gelassen. Es war ein Kunststück, sehr anstrengend, gerade die Transplantation. Ich war immer am Kämpfen, aber ich habe die Hoffnung nie aufgegeben. Ich lebe heute bewusster als früher: Es ist unwichtig, ob man ein Auto hat oder nicht, wichtig ist, dass es einem gut geht. Der Gesunde hat viele Wünsche, der Kranke nur einen. Auch, wenn ich mich heute gesund fühle – ich vergesse das nicht. Man vergisst, dass es einem schlecht ging – aber nicht, dass man krank war.

Interview: *Christiane Hawranek*

SEITE 81
Auf dem Weg zur Arbeit kommt er am See vorbei: Rainer arbeitet in einer Steuerkanzlei in Starnberg. Er ist froh, im Büro wieder einsatzfähig zu sein – angefangen hat er mit vier Stunden, das hat er langsam gesteigert auf acht Stunden am Tag.

SEITE 82
Mit Sport hat sich Rainer auf die Stammzelltransplantation vorbereitet: Schwimmen, Fitness, Laufen. Mittlerweile gilt er als geheilt.

SEITE 84
Bei einem Leukämie-Online-Treffen hat Rainer einen CML-Patienten kennengelernt, dem es ging wie ihm selbst: Die Medikamente versagten bei ihm und er wurde transplantiert. Beiden geht es heute gut.

JAN

An der Türklinke zu Jans Büro hängen um die 40 Namensschilder von der Teilnahme an internationalen Krebs-Konferenzen. Der 40-jährige Patienten-vertreter ist viel unterwegs: in Brüssel zum Beispiel oder in den USA. Am liebsten ist er aber bei seiner Frau und seinen beiden kleinen Töchtern, mit denen er gerne die Berge fährt. Seit 2001 lebt er nun mit CML – die Diagnose traf ihn nur zwei Jahre, nachdem er sein BWL-Studium beendet hatte. 2002 hat er Leukämie-Online gegründet, um das Wissen, das er sich selbst ange-eignet hat, mit anderen Mitstreitern zu teilen.

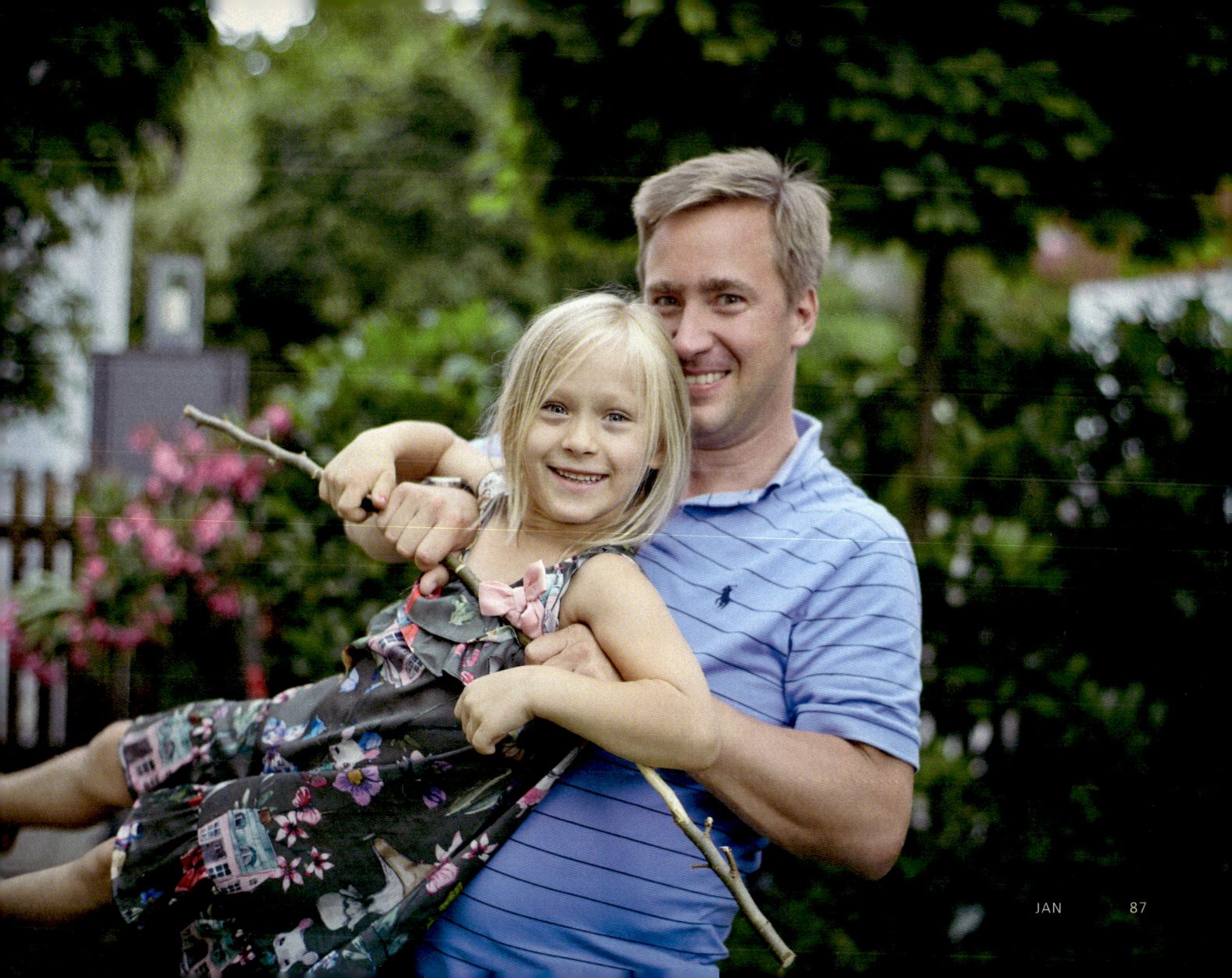

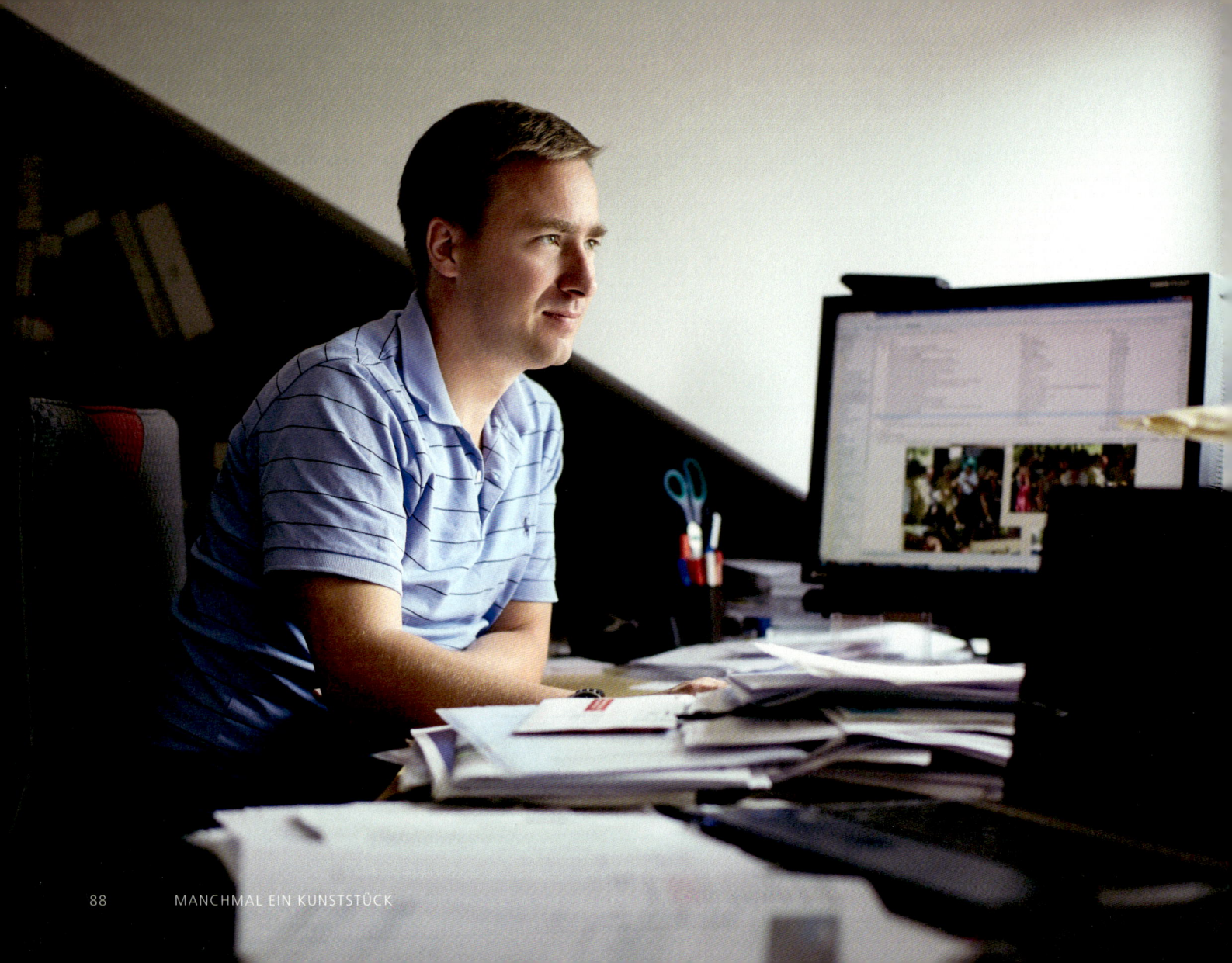

Die Idee zum Buch „Manchmal ein Kunst-stück" stammt von Dir. Warum war es Dir ein Anliegen?

Für jeden ist die Diagnose Leukämie ein Schicksalsschlag, aber ich hoffe, dass wir mit dem Buch zeigen können, wie unter-schiedlich die Lebenswege der Menschen sind, die mit Krebs konfrontiert werden – und wie viele von ihnen sogar einen Weg finden, ihr Leben dadurch zum Guten zu verändern. Viele verändern ihre Prioritä-ten, leben fortan intensiver und empfinden neben allen Schwierigkeiten auch etwas Positives. Leben mit Krebs ist eben manch-mal ein Kunststück, ein Drahtseilakt.

Auch Du selbst hast Dein Leben nach der Diagnose ziemlich auf den Kopf gestellt.

Das war ein jahrelanger Prozess. Nach der Uni war ich mit Vollgas dabei, im Innova-tionsbereich in einem Medienkonzern zu arbeiten. Nach der Krebsdiagnose dachte ich mir: Wenn ein Arbeitgeber einen Amateurfußballer oder einen Leukämie-patienten als Bewerber hat – wen wird er wählen? Den Fußballer, auch wenn der vielleicht sogar öfter fehlt. Krebs hat ein Stigma, viele haben Vorurteile. Geschich-ten von CML-Patienten, die trotz Krebs und ohne Heilung ein aktives Leben leben, so wie ich und andere CML-Patienten in

diesem Buch, sind wenig bekannt. Und da-her habe ich damals meinem Arbeitgeber nichts von meiner Erkrankung erzählt. Ich wollte nicht als schwach und wenig leistungsfähig gelten.

Wie lange hast Du es durchgehalten, das geheim zu halten?

Sieben lange Jahre. Im Nachhinein betrachtet war es ein Doppelleben. In der Anfangszeit meiner Erkrankung habe ich an einer klini-

„Wenn ich etwas vom Leben gelernt habe, dann: Man muss es selbst in die Hand nehmen."

schen Studie teilgenommen, für die ich jeden Montagmorgen in Mannheim, 400 Kilome-ter entfernt von zuhause, sein musste. Nur mein Bürokollege wusste Bescheid, weil ich montags immer erst um 14 Uhr in der Arbeit war. Den anderen ist es nicht weiter aufge-fallen, jeder im Team war viel unterwegs.

Trotzdem – wurde das Doppelleben nicht irgendwann zur Doppelbelastung?

Das kann man so sagen. 2002 startete ich die Webseite Leukämie-Online, auf der ich deutsche Zusammenfassungen von Fach-artikeln über Studienergebnisse veröffent-licht habe. Dazu kam ein Internet-Forum zum Erfahrungsaustausch, um anderen in ähnlicher Situation helfen. Ich begann auch, auf Konferenzen Vorträge zu halten und mich gesundheitspolitisch zu enga-gieren. So kam es dann zu Situationen in der Kantine wie dieser: Ich wurde gefragt: „Na, was machst du so am Wochenende?" – „Ich bin in Barcelona." Dort hat eine große Krebskonferenz stattgefunden, aber das habe ich verschwiegen. Alle am Tisch sagten dann: „Oh toll, Barcelona!" Am Montag fragten sie dann, was ich dort so angestellt habe – und das wollte ich dann ja auch wieder nicht erzählen. Ich war voller Enthusiasmus, aber zunehmend einfach müde. Es wurde immer schwieriger.

Warum hast Du Dein Schweigen letztend-lich gebrochen?

Meine Frau und ich hatten das Glück, zwei Töchter zu bekommen. Das heißt, ich kam nachts immer weniger zum Schlafen *(lacht)*. Vorher hatte ich die Patienten-arbeit hauptsächlich in den Nachtstunden vorangetrieben. Das ging nicht mehr. Ich habe dann beschlossen, ganz in den

Gesundheitsbereich zu wechseln. Meinem damaligen Chef erzählte ich erst beim Abschlussgespräch, dass ich Leukämie habe. Er fiel aus allen Wolken und sagte: „Mensch, warum haben Sie das denn nicht früher gesagt?" Ich habe ihm erklärt, dass ich die berufliche und private Welt einfach streng trennen wollte. Auch heute rate ich jedem, gut abzuwägen – manche CML-Patienten bei uns im Forum wurden nach der Diagnose am Arbeitsplatz benachteiligt. Aber allgemein würde ich sagen: Man muss sich nicht vor sich selbst verstecken.

Heute engagierst Du Dich als Patientenvertreter. Warum?

Weil mir Informationen von anderen Betroffenen über Forschungsergebnisse vielleicht das Leben gerettet haben. Als ich von der Diagnose erfuhr, war ich ja erst 28. Auf Papier habe ich einen Entscheidungsbaum mit zwei Zukunftsoptionen gemalt: Die mir empfohlene Stammzelltransplantation, oder eine neue Studientherapie, von der ich über ein englisches Online-Forum erfuhr, und für die ich mich dann entschied. In der Patientenarbeit fand ich schnell Gleichgesinnte: 2003 gründete ich mit anderen Patientenvertretern die Europäische Krebspatientenkoalition (ECPC) als Patientenstimme in der EU-Gesundheitspolitik. Darüber hinaus etablierte ich 2007 mit anderen ein weltweites Netzwerk von CML-Patientenorganisationen, das heute 79 Gruppen in 63 Ländern umfasst. Beruflich bin ich heute Geschäftsführer der „Europäischen Patientenakademie" EUPATI. Wir machen Patienten zu vollwertigen Partnern von Forschern und Behörden. Hochspannend.

„Mir haben Informationen von anderen Betroffenen über neue Forschungsergebnisse vielleicht das Leben gerettet."

Und wie geht es Dir heute mit Deiner Krankheit?

Seit zwei Jahren ist die CML nicht mehr nachweisbar. Mir geht's prima. Alle drei Wochen gebe ich mir selbst eine Spritze, muss also nicht mehr wie anfangs jeden Tag Tabletten nehmen. Nur am Tag danach spüre ich manchmal Nebenwirkungen, wie Müdigkeit, etwas Fieber, Kopfschmerzen, schlechte Laune. Wenn ich die Spritze am Wochenende nehme, habe ich zu viel Zeit, in mich hineinzuhorchen und merke mehr. Wenn ich im Arbeitsalltag unter Strom stehe, geht das unter. Normalität kann auch heilsam sein. Anfangs haben mich noch Alltagskleinigkeiten ständig daran erinnert, dass ich Krebs habe. Heute belastet mich die Krankheit nicht mehr, vielleicht auch, weil ich als Patientenvertreter anderen Betroffenen helfen kann. Denn wenn ich etwas in meinem Leben gelernt habe, dann: Man muss es selbst in die Hand nehmen.

Interview: *Christiane Hawranek*

SEITE 87
Jan tobt gerne mit seiner sechsjährigen Tochter Hanna durch den Garten. „Ein gewisser Lärmpegel darf einen nicht stören, wenn man uns besucht", sagt er und lacht: „Bei uns ist eben immer was los!"

SEITE 88
Im zweiten Stock seines Hauses arbeitet er neueste Forschungsergebnisse aus klinischen Studien durch und beantwortet Nachrichten im Leukämie-Online-Forum.

SEITE 91
Ob im Innovationsbereich oder als Patienten-Aktivist: Jan war beruflich schon immer viel unterwegs. Kaffee ist für ihn ein Genuss, manchmal aber nach Reisen auch sehr hilfreich.

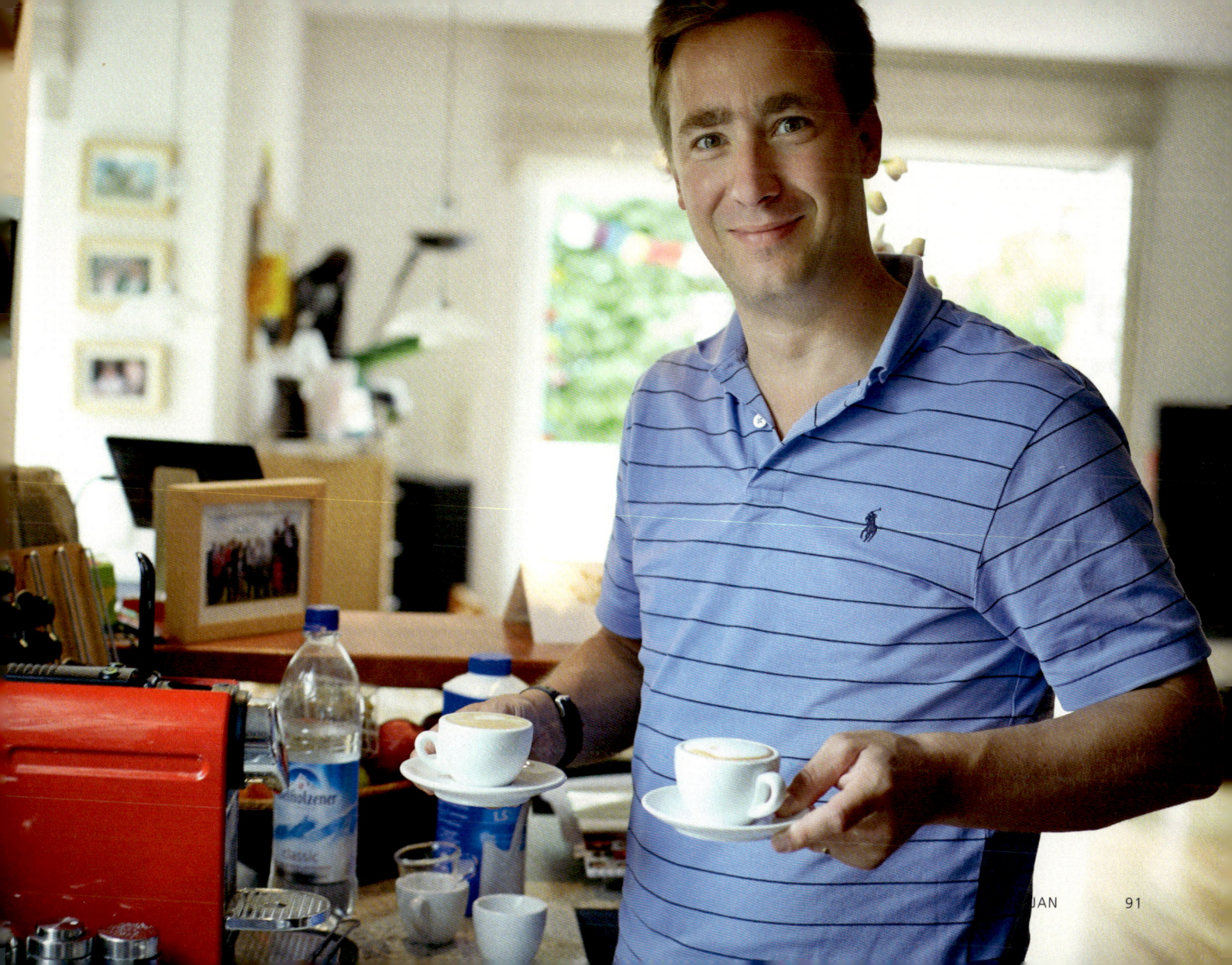

YUNUS

Als Yunus von einem Buch über CML-*Patienten hörte, fand er die Idee „richtig, richtig, richtig GUT!!!"* – *und wollte gleich mitmachen. Wer den 12-Jährigen zu Hause in Albstadt auf der Schwäbischen Alb besucht, wird gleich stürmisch von zwei Hunden und zwei Katzen begrüßt. Yunus hat aber nicht nur einen guten Draht zu Tieren, sondern ist auch ein begeisterter Sportler und spielt seit sechs Jahren Gitarre. Am 25. Januar 2013 erfuhr er von seiner Chronischen Myeloischen Leukämie. Ein Gespräch mit Yunus, seinen Eltern Cornelia und Yüksel und seiner 21-jährigen Schwester Ayla.*

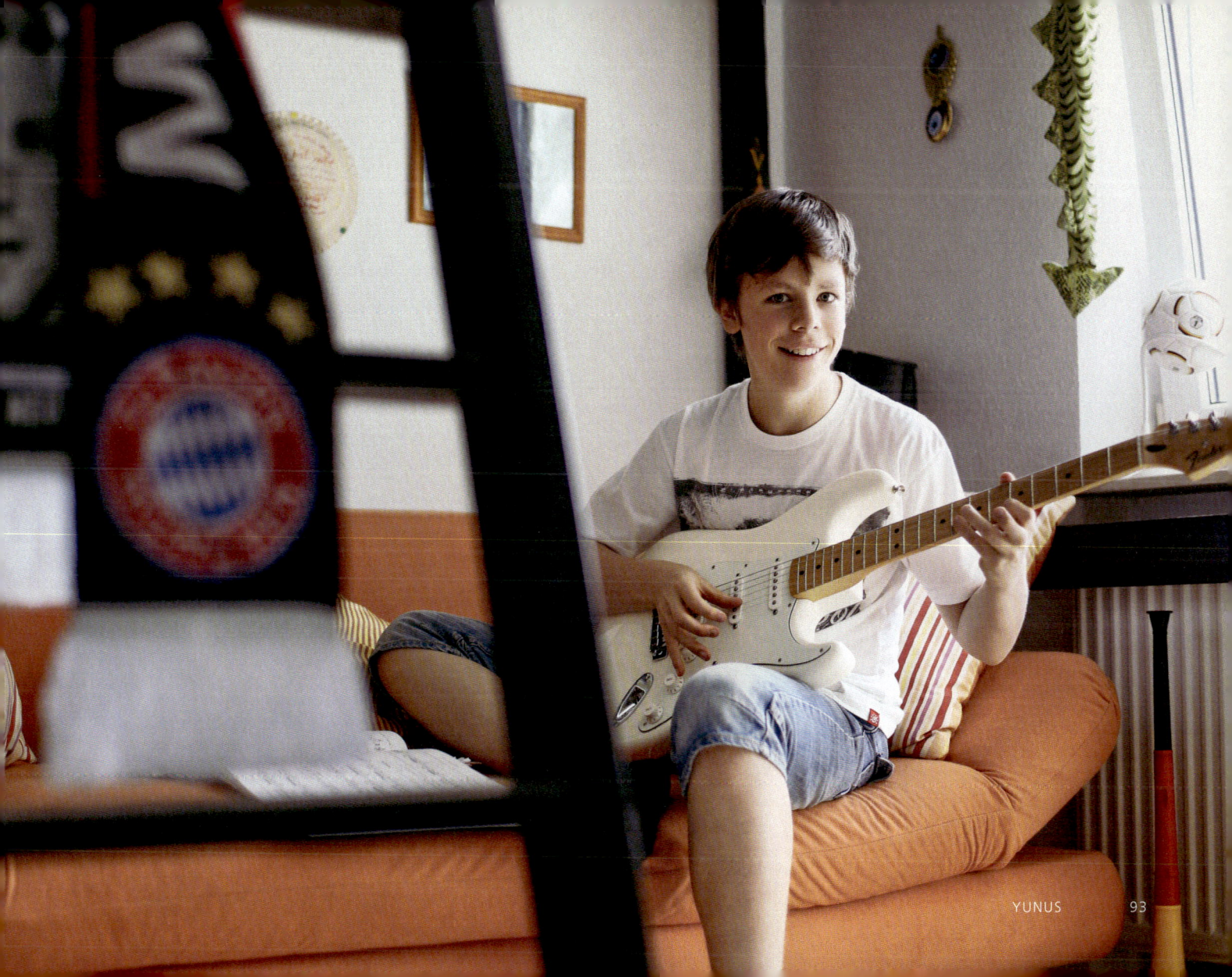

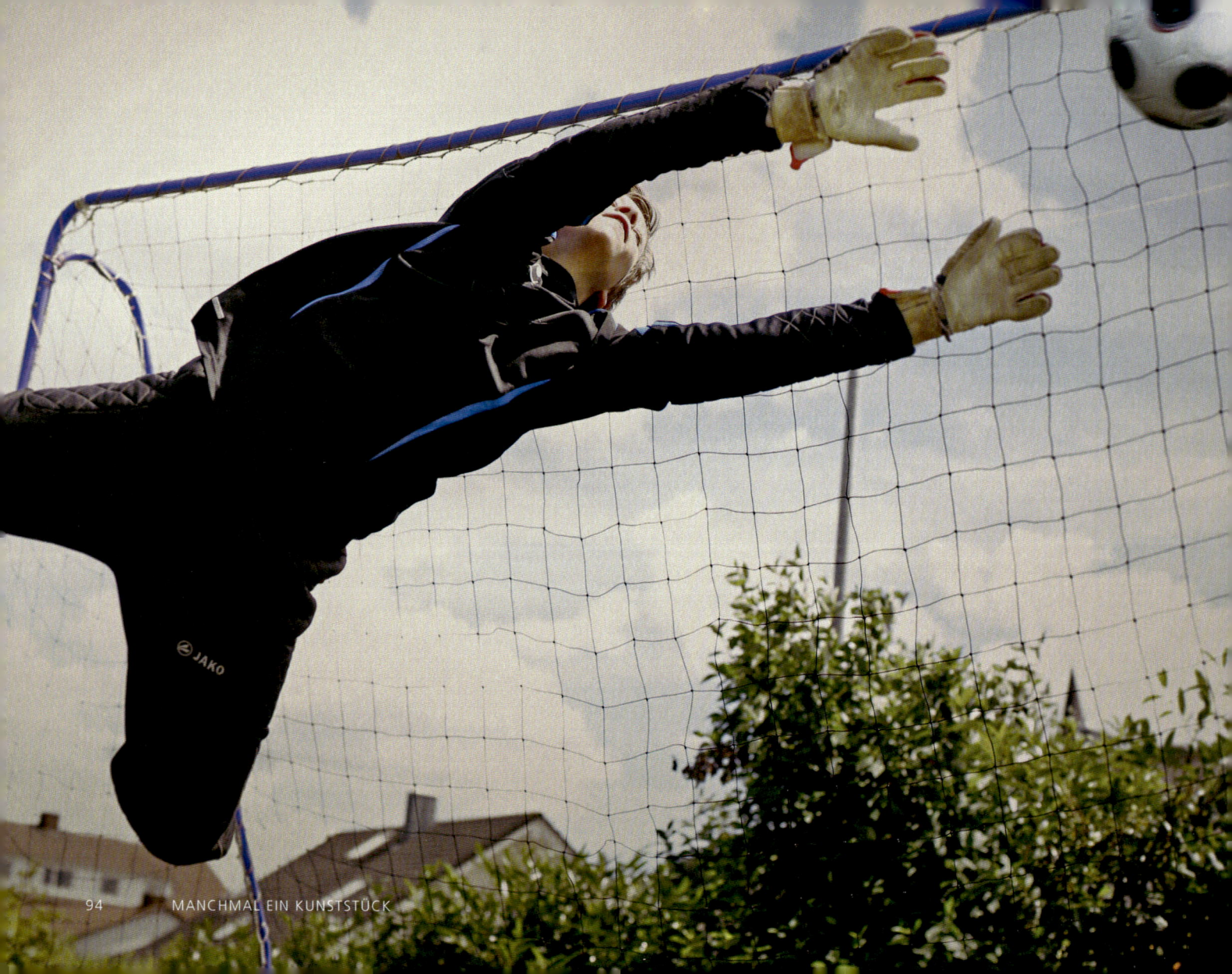

Nach der Diagnose musstest Du fünf Tage im Krankenhaus bleiben – wie war Dein erster Tag zu Hause?

YUNUS Ich war gleich wieder in der Schule, weil ich nichts verpassen wollte. Als mir die Ärzte sagten, dass ich CML habe, hatte ich zuerst große Angst, dass ich nie mehr in die Schule dürfte – aber das hat sich zum Glück als falsch herausgestellt. Was sehr schön war: Als ich aus der Klinik zurück kam, haben mich meine Mitschüler überrascht – im Klassenzimmer hingen überall Luftballons und auf der Tafel stand „Schön, dass Du wieder da bist!" Darüber habe ich mich sehr gefreut. Auch im Krankenhaus hatte ich immer über Facebook und WhatsApp Kontakt mit meinen Freunden.

AYLA Vor allem die Anfangszeit war ganz schön schwer für uns. Wir wussten überhaupt nichts über Leukämie und dass es verschiedene Formen der Krankheit gibt – man kennt ja erstmal nur die schlechten Seiten. Als ich Yunus im Krankenhaus besucht habe, hat er mich gefragt, ob ich ihn auch noch lieb habe, wenn er keine Haare mehr auf dem Kopf hat. Wir waren dann etwas erleichtert, als wir erfahren haben, dass es eine therapierbare Leukämie ist – es könnte ja noch viel schlimmer sein.

Wie hast Du die Medikamente vertragen, Yunus?

YUNUS Ich hatte von Anfang an starke Knochen- und Gelenkschmerzen und musste alle sechs Stunden starke Schmerzmittel nehmen. Es war, als würde einem jemand einen Nagel in den Knochen rammen, darin herumrühren und ihn dann ganz langsam wieder rausziehen.

„Im Sport, der mir so viel Spaß macht, kann ich endlich wieder voll durchziehen."

Bei einem Fußballturnier konnte ich nur eine Halbzeit mitspielen und musste dann ausgewechselt werden, weil mir alles so weh getan hat.

CORNELIA Das war traurig. Du saßt am Spielfeldrand und hast geweint – und die anderen Mamas haben gefragt: „Was ist denn mit dir los?" Man musste sich immer erklären. Yunus hatte Angst, dass seine Mannschaft wegen ihm verliert. Aber trotzdem ist er immer zum Fußballtraining

gegangen – auch wenn er sich oft kaum bewegen konnte und ganz steif war. Man hat ihm angesehen, dass er Schmerzen hatte, aber er wollte unbedingt dabei sein. Von der Schule habe ich ihn zwischen Februar und Mai nur ein einziges Mal abgeholt, weil er nicht mehr sitzen konnte.

AYLA Manchmal hat Yunus auch abends angefangen zu weinen und sich gefragt, warum es ausgerechnet ihn erwischt hat. Dass er nicht mehr krank sein und nicht mehr die Tabletten nehmen will – dass das alles vorbei ist.

Ihr habt Euch in den letzten Monaten viel gegenseitig unterstützt, oder?

AYLA Ja, das hat uns Kraft gegeben. Aber wir waren auch schon vorher total dicke und haben uns immer super verstanden. Ich fand es toll, dass Yunus auch in der schwierigen Zeit meistens fröhlich und positiv war. Und inzwischen kann ich auch schon manchmal darüber lachen – zum Beispiel, wenn Yunus angeblich auf einmal Schmerzen hat, wenn es darum geht, den Tisch abzuräumen oder sich selber was zu Trinken zu holen *(lacht)*.

CORNELIA Während des Klinikaufenthalts hat Yunus die 13-jährige Sofia und den 11-jährigen Marlow kennengelernt, die beide schon länger gegen ihre Krebserkrankung

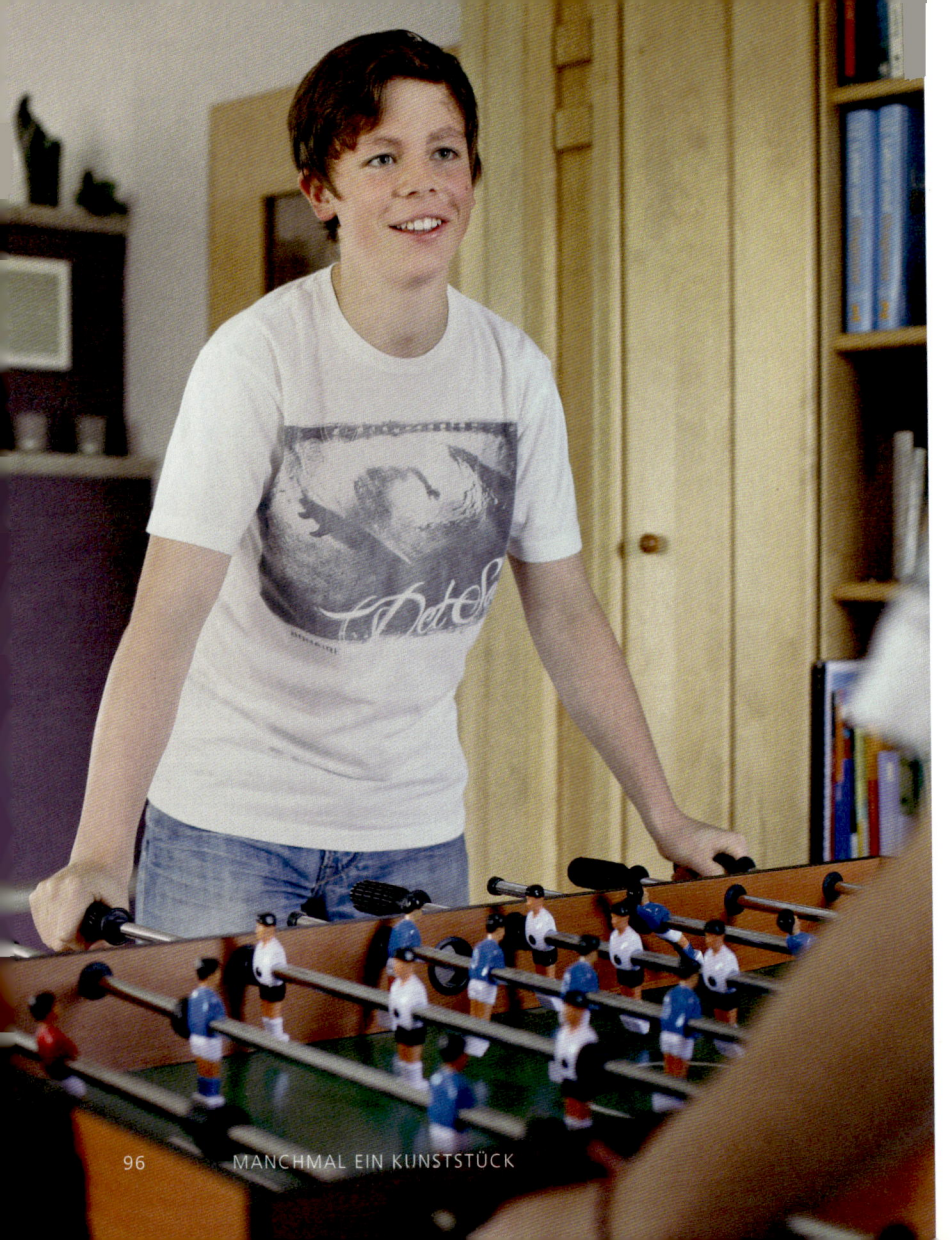

SEITE 93
Spielfreude: Es gibt keinen Tag, an dem sich Yunus nicht seine Gitarre greift und ein paar Akkorde klingen lässt – eine kleine Auszeit.

SEITE 94
Der Ball und ich: „Fußball hat mir schon immer riesig Spaß gemacht", sagt der 12-Jährige. Dabei kann er sich komplett vergessen – hier beim evangelischen Ferienwaldheim Tailfingen.

SEITE 96
Wer gewinnt? Am Kickertisch der Borowczaks findet das eine oder andere Duell statt. „Heute habe ich keine Schmerzen mehr", sagt Yunus, „es ist fast wie vor der Diagnose."

kämpften und trotz Stammzelltransplantation nicht gesund wurden. Beide haben den Kampf gegen den Krebs verloren. Sie und ihre Eltern haben uns immer Mut gemacht und waren so hoffnungsvoll, die Kinder so tapfer und geduldig. Trotzdem mussten sie sterben. Das macht mir Angst vor der Zukunft und noch größere vor einer möglichen Transplantation. Zum Glück haben wir inzwischen den 21-jährigen CML-Patienten Tobias kennen gelernt, dem es nach dem Eingriff seit eineinhalb Jahren gut geht.

Haben die Monate seit der Diagnose etwas in Eurem Leben verändert?

CORNELIA Seitdem wir nach vier Monaten das Medikament gewechselt haben, ist Yunus schmerz- und nebenwirkungsfrei. Nach dem Schock im Januar geht das Leben weiter. Wir sind inzwischen gut informiert und zuversichtlich. Mein Leben hat sich insofern verändert, als ich heute viele Dinge gelassener sehe. Unsere Familie ist enger zusammengerückt – so hatte die Diagnose nicht nur Schlechtes. Nur macht es mich sehr, sehr traurig, dass mein Kind schwer krank werden musste, um zu dieser Veränderung zu gelangen.

Was wünscht Ihr Euch für die Zukunft?

AYLA Ich wünsche mir, dass es Yunus weiterhin so gut geht. Im Wintersemester gehe ich in die USA und hoffe, dass nichts passiert, solange ich weg bin. Ich bin eigentlich sehr optimistisch und mache mir möglichst wenig Gedanken darüber, dass

> „Als ich aus der Klinik zurück kam, hingen im Klassenzimmer überall Luftballons und auf der Tafel stand: Schön, dass du wieder da bist."

es irgendwann schlecht sein könnte. Ich freue mich schon sehr auf Weihnachten: Dann treffen wir uns alle nach meinem Auslandssemester in der Karibik und feiern dort meinen 22. Geburtstag.

YÜKSEL Yunus hat einen ganz besonderen Platz in meinem Herzen. Wenn es ihm nicht gut geht, geht es mir auch nicht gut. Das Einzige, was für mich zählt ist, dass er wieder gesund wird. Was mir Hoffnung

gibt, ist die Geschwindigkeit, mit der die Forschung voranschreitet: Ich bin sicher, dass CML in ein paar Jahren heilbar sein wird.

YUNUS Dadurch, dass ich von CML-Patienten gehört habe, denen es gut geht, habe ich meine Angst ein wenig verloren. Wir planen bald einen Spendenlauf an meiner Schule, um für mich oder andere Krebspatienten Stammzellspender zu finden. Dafür müssen sich möglichst viele Menschen typisieren lassen. Das wäre mein Wunsch. Bei so einer Aktion sammelt man Geld und kann dann zum Beispiel auch ein Benefiz-Fußball-Spiel organisieren, um noch mehr Menschen anzusprechen.

CORNELIA Ich wünschte, ich könnte Yunus die Last der CML-Erkrankung abnehmen. Ich wünsche ihm, dass er die Zuversicht nicht verliert. Wie sagte er neulich, als ich haderte und traurig war: „Mama, das wird schon. Ich habe doch nur CML."

Interview: *Susanne Dietrich*

STEFAN

Wissbegierig war Stefan schon immer – als Schüler nahm er am Wettbewerb „Jugend forscht" teil, später studierte und promovierte er im Fach Biologie. Neben der Naturwissenschaft schlägt das Herz des 43-Jährigen fürs Imkern und seinen orange-weißen VW-Bus aus dem Jahr 1979. Als sein Hausarzt im Jahr 1999 die Diagnose Chronische Myeloische Leukämie stellte, begann Stefan, sich selbst als Forschungsobjekt zu betrachten. Mehr als zehn Jahre nach einer erfolgreichen Stammzelltransplantation gilt er als geheilt, aber „die CML hat mich zu dem gemacht, was ich bin", sagt der dreifache Familienvater, „persönlich und beruflich."

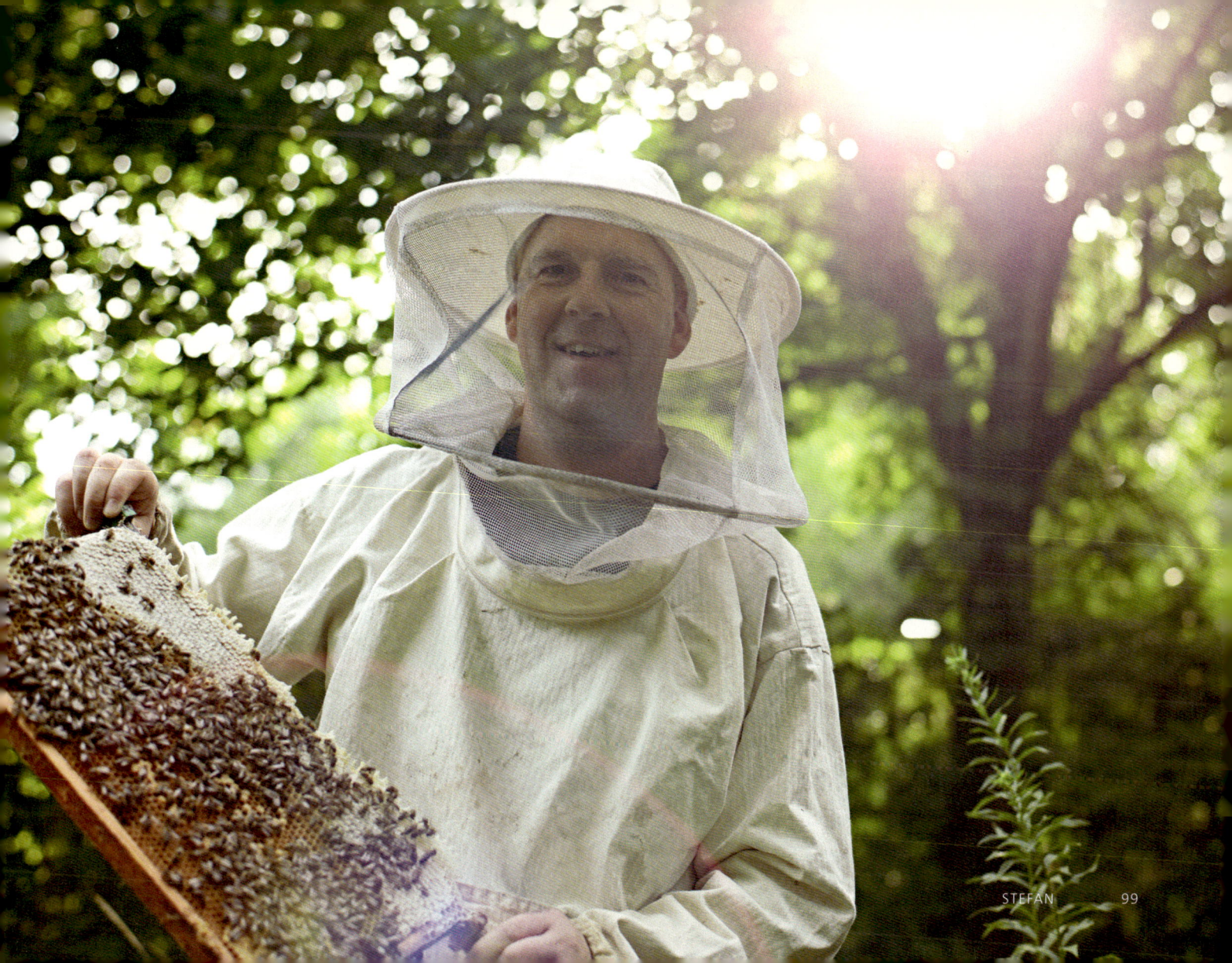

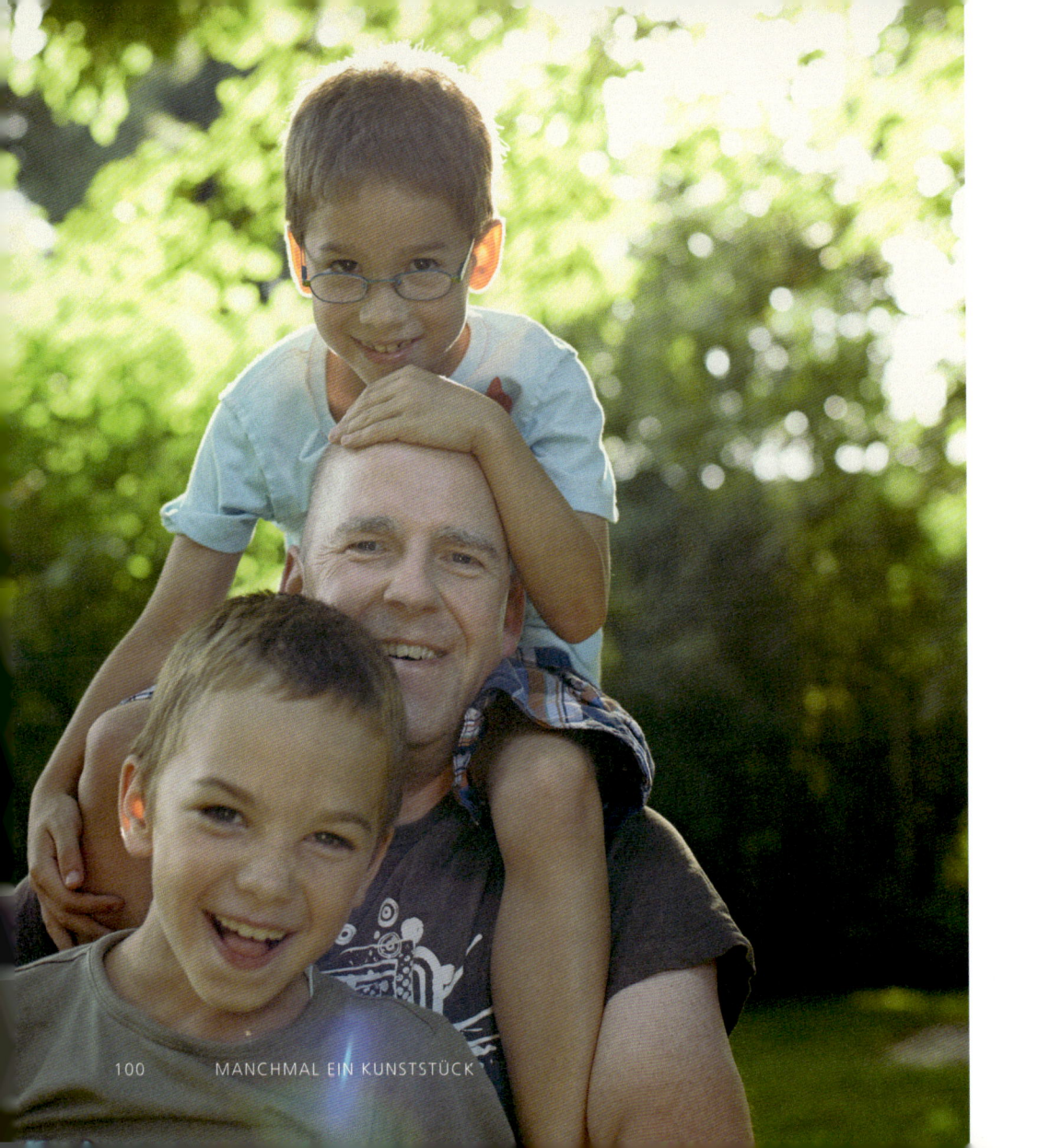

Vor 14 Jahren wurde die CML bei Dir festgestellt. Kannst Du Dich noch an den Tag der Diagnose erinnern?

Das sind Momente, die sich fest ins Gedächtnis einbrennen. Mein Arzt wusste, dass ich Naturwissenschaftler bin und hat mir die vielen Leukozyten unter dem Mikroskop gezeigt – ein unvergesslicher Augenblick. Was macht man, wenn man gesagt bekommt, man hat Leukämie? Auch wenn ich sonst vieles analytisch betrachte, war meine erste Reaktion eher intuitiv: Auf dem Heimweg kam ich an meiner damaligen Heimat-Kirche vorbei – und habe dort spontan gebetet.

Damals waren die Behandlungsmöglichkeiten noch sehr begrenzt – der einzig erfolgversprechende Ausweg war eine Stammzelltransplantation.

Zum Glück passte meine Schwester als Spenderin. Die Chancen auf Heilung haben für mich die Transplantationsrisiken klar überwogen. So ging vier Monate nach der Diagnose die Tür des Isolationszimmers auf einer Münchner Transplantationseinheit hinter mir zu. Damals war ich 28 Jahre alt. Eigentlich hatte ich vor, in der Klinik Bücher für meine Doktorarbeit zu lesen, sogar einen Computer hatte ich mitgenommen – aber es fehlte mir komplett die

Kraft, an meiner Arbeit weiterzumachen. Die Hochdosis-Chemotherapie lässt die Zeit der Transplantation im Rückblick bleiern erscheinen, wie durch einen Schleier. An vieles kann ich mich erstaunlich schwach erinnern, die Zeit ist fast wie ausgelöscht.

„Die Chancen auf Heilung haben für mich die Transplantationsrisiken klar überwogen."

Was hat Dir in dieser Ausnahmesituation Kraft gegeben?

Ich habe versucht, meinen Tagesablauf zu strukturieren, auch wenn es mir schlechter ging. Das hat mir geholfen, mit der Übelkeit, der Abgeschlagenheit und vor allem den Entzündungen im Mund umzugehen. Morgens hatte ich ein kleines Sportprogramm mit einer 20-Minuten-Einheit auf einem Trainingsfahrrad, mittags lief immer Star Trek im Fernsehen und eine Stunde am Tag habe ich fürs Lesen eines

Buches reserviert – auch wenn ich es oft nur mit Mühe und Not geschafft habe, drei oder vier Seiten zu lesen. Was für mich in dieser Zeit besonders wichtig war: Nicht den Mut zu verlieren, den Kopf oben zu behalten. Und auch die täglichen Besuche meiner Familie und meiner damaligen Freundin, die heute meine Frau ist, haben mir geholfen, die sechs Wochen in der Transplantationseinheit zu überstehen.

Du bist Naturwissenschaftler – hast Du den Blick des Forschers auch manchmal als hinderlich empfunden?

Mich selbst quasi als Versuchsperson zu betrachten, war eher eine Hilfe für mich, weil ich viele Abläufe besser verstanden habe und die verschiedenen Optionen kannte. Mein Interesse an Naturvorgängen hat zum Beispiel dazu geführt, genau darüber Buch zu führen, wie viel Flüssigkeit ich täglich aufgenommen und wieder ausgeschieden habe. Auch meine Laborwerte habe ich selbst nochmal protokolliert und die Ärzte haben mir täglich Ausdrucke gegeben. Das hat eine Distanz und Rationalität geschaffen, die mir gut getan haben.

Gab es auch Situationen, in denen Deine analytische Sichtweise an Grenzen stieß?

Über meine Freundin habe ich kurz vor der Transplantation eine Patientin mit einer akuten Leukämie kennengelernt, die eine Art Brieffreundin für mich wurde. Sie hat mir in die Transplantationseinheit einen Stoffhasen geschickt, weil die Antikörper, die ich in dieser Zeit bekommen habe, aus Kaninchen gezüchtet wurden. Leider ist sie ein paar Monate später gestorben. Den Stoffhasen habe ich heute noch, er hat meine Familie auch bei der Geburt unserer Zwillinge begleitet, die heute sieben Jahre alt sind. Die beiden waren Frühchen, wir hätten sie verlieren können. Der Stoffhase lag damals bei der kleinen Katharina im Brutkasten. In solchen Momenten verliere ich meinen rationalen Blick.

Heute leitest Du die Entwicklungsabteilung für neue Arzneimittel eines Pharmaunternehmens. Hat die CML Deinen beruflichen Werdegang beeinflusst?
Meine Erfahrungen mit der Krankheit haben einen großen Anteil an meiner Motivation, in diesem Job zu arbeiten. Durch das, was ich am eigenen Leib erlebt habe, denke ich, dass ich ein tieferes Verständnis als andere dafür habe, was mit Patienten in klinischen Studien abläuft. Ich kann leichter erklären: Es ist sinnvoll, in diesen Bereich Geld und Zeit zu investieren, selbst wenn man erst einmal nur kleine Fort-

schritte macht. Auch kleine Fortschritte können helfen, neue Therapieoptionen zu finden, um die Lebensqualität von Patienten zu verbessern oder gar ihr Überleben zu sichern.

Für den Fortschritt der Forschung ist die CML ja auch ein gutes Beispiel.
Genau. Die Medikamente, die es heute gegen die Krankheit gibt, wären ohne klinische Studien nicht denkbar. Zum Zeitpunkt meiner Diagnose gab es nicht die

„Ich war meine eigene Versuchsperson."

Optionen, die CML-Patienten heute haben. Ich sage: zum Glück. Denn ich musste mich nicht entscheiden zwischen einer Transplantation und einem Medikament mit weniger Risiken, aber vielleicht auch weniger langfristiger Sicherheit.

Heute giltst Du als geheilt. Welchen Platz haben die Erfahrungen mit der CML in Deinem Leben?
Es war auf jeden Fall keine bloße Episode, die Erfahrungen wirken bis heute nach. Ob sie mich tatsächlich an meinen jetzigen Arbeitsplatz gebracht haben, kann man

nicht mit einer Doppelblind-Studie nachweisen – um es mit meinem Fachchinesisch zu sagen *(lacht)*. Was ich sicher weiß: Im Laufe meiner CML-Geschichte hatte ich unglaublich viel Glück – wie auch immer man Glück definieren will. Es hätte nach der Transplantation auch genau der falsche Keim vorbeifliegen können, gegen den ich keine Immunabwehr hatte. Ich hätte dabei sterben können – bin es aber nicht. Es sollte wohl so sein, dass ich noch ein bisschen weitermachen kann und noch drei Kinder haben darf. Alles ist gut geworden, daraus kann ich heute viel Kraft schöpfen.

Interview: *Susanne Dietrich*

SEITE 99
Verstehen, wie alles zusammenhängt – Naturvorgänge begeistern den 43-Jährigen, seit er denken kann. Ein Mikrokosmos, der es Stefan besonders angetan hat, ist der Bienenstock.

SEITE 100
„Im Laufe meiner CML-Geschichte hatte ich unglaublich viel Glück", sagt Stefan. Was ist Glück? Heute zum Beispiel ein Sonntagnachmittag mit seiner Familie – hier mit seinen beiden Söhnen Martin und Georg.

SEITE 103
„Es sollte wohl so sein, dass ich noch drei Kinder haben darf", sagt Stefan. Wenn er mit Katharina und Georg zusammen ist, scheint immer die Sonne.

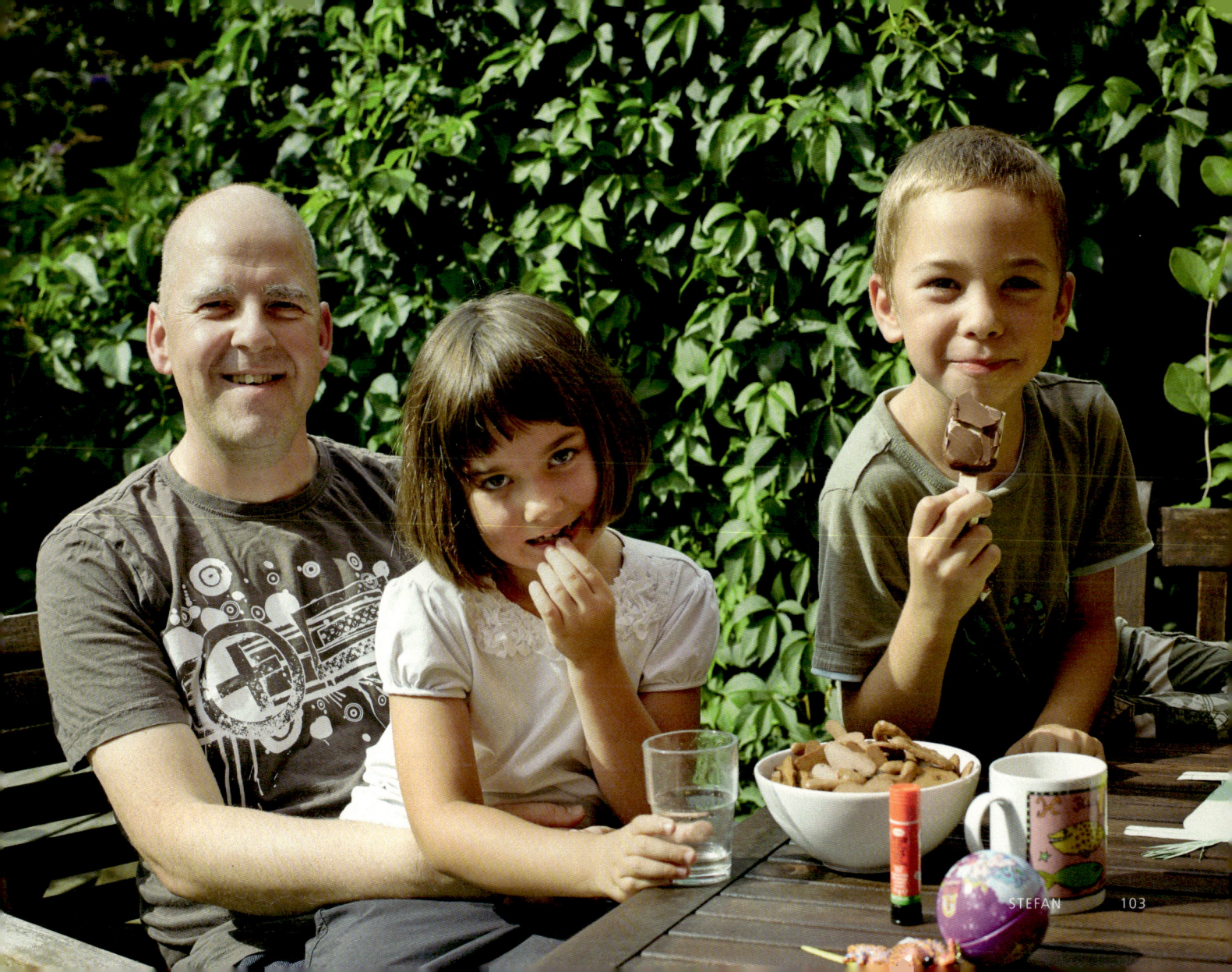

FRIEDERIKE

„How can we dance when our earth is turning?" – der Song *„Beds are Burning"* von Midnight Oil hat Friederike durch schwere Phasen getragen. In Endlosschleife. Wie kann man weitermachen, wenn so viel Schlimmes passiert ist? Nach der Diagnose im März 2011 kämpfte die Förderschullehrerin mit einer akuten Depression. Ihr Ausweg? Raus! In die Natur. Bäume, Blätter – das Gras fühlen, den Himmel beobachten. Und mit ihren Schülern über die Krankheit sprechen: *„Du hast Krebs? Das hat meine Oma auch – ist ganz schön gefährlich!"* So viel erfrischende Direktheit tat der 32-Jährigen immer wieder gut.

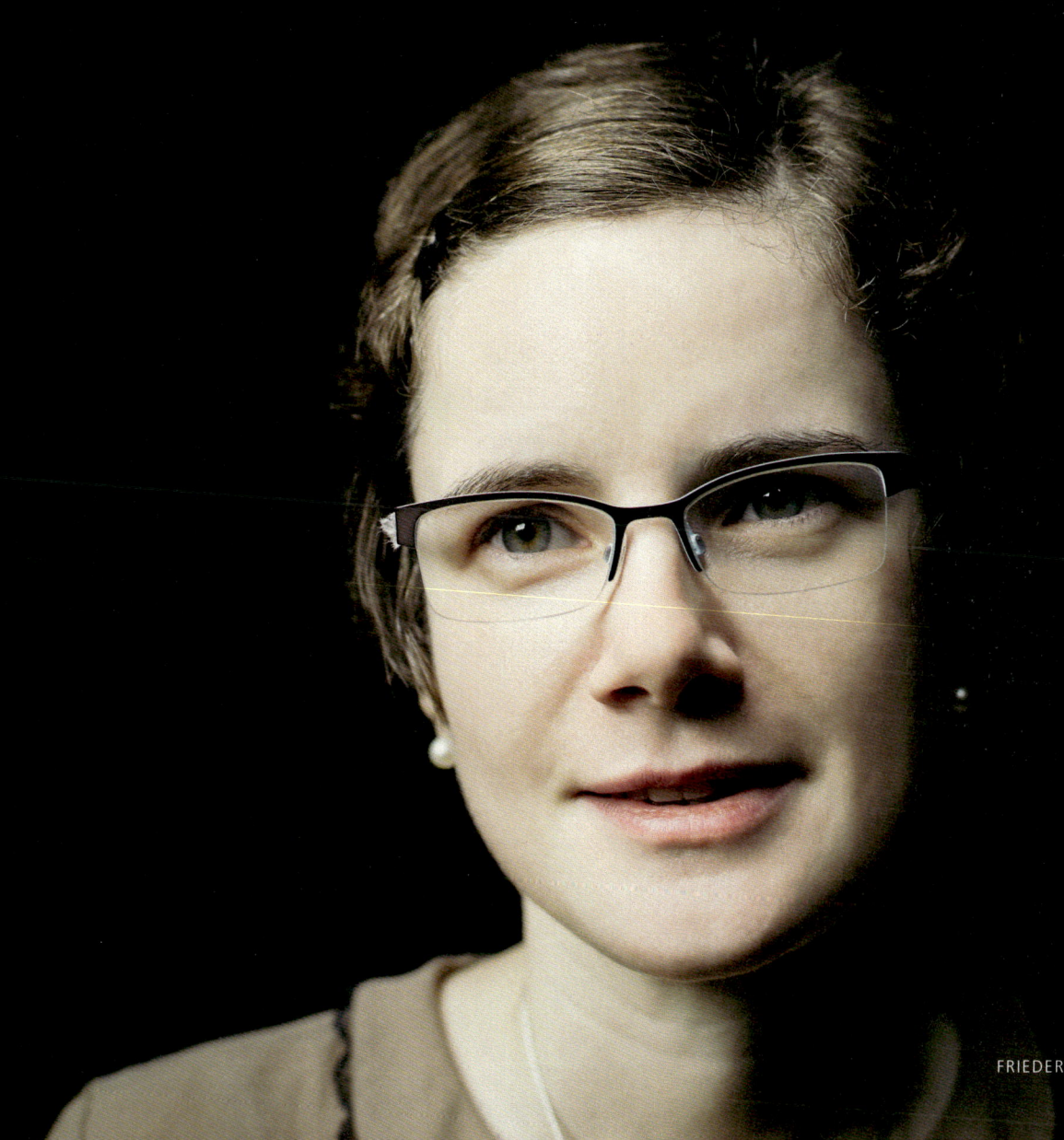

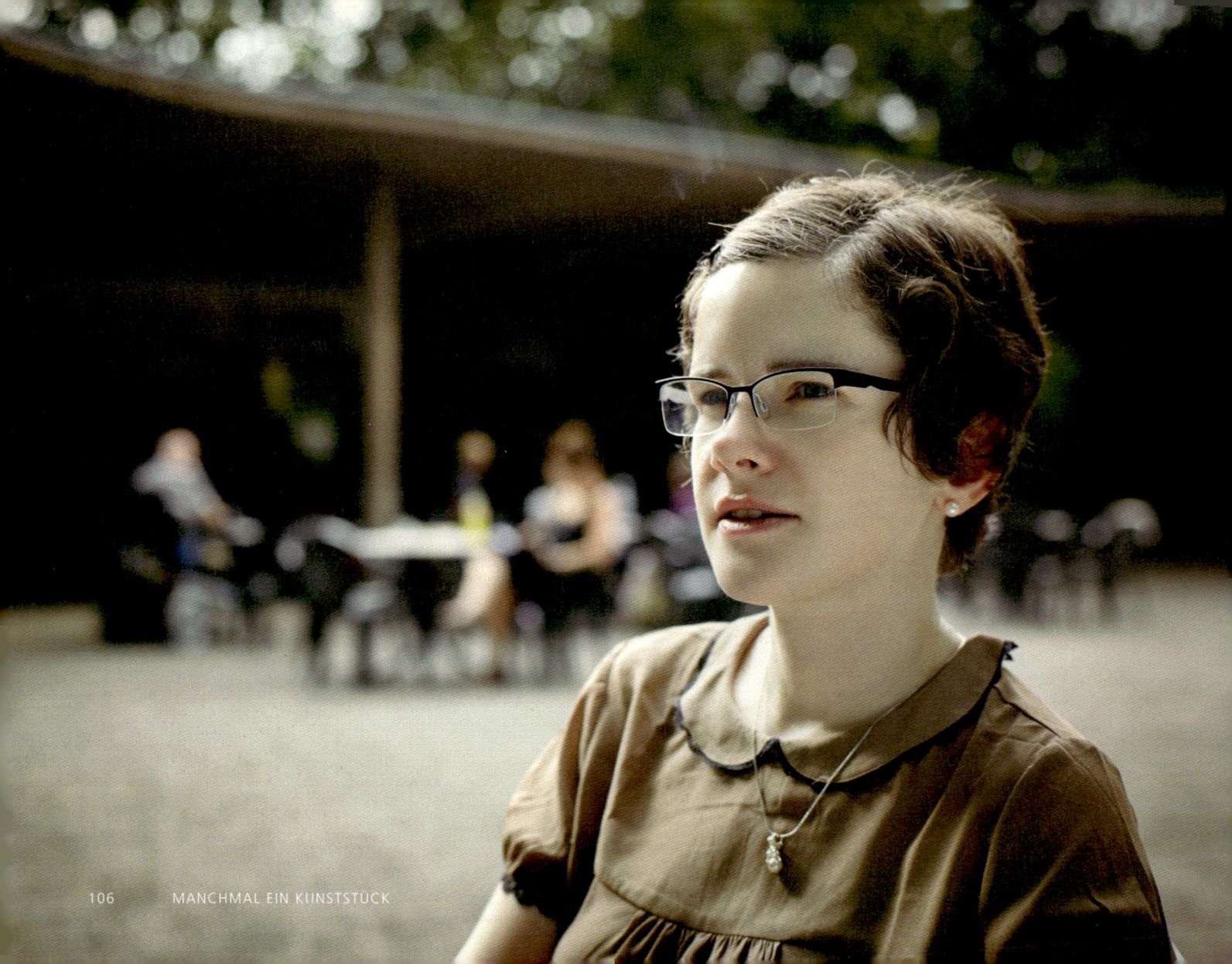

MANCHMAL EIN KUNSTSTÜCK

Nach der Diagnose hast Du angefangen, Deine Erfahrungen mit der CML literarisch zu verarbeiten. Wie hat das Schreiben Dir geholfen?

Seit März 2011 habe ich über 1.500 Tagebuchseiten gefüllt, ich schreibe täglich seitenweise Neues auf – von Alltagsszenen aus dem Krankenhaus bis hin zu literarischen Karikaturen von Ärzten. Zum Beispiel habe ich einen Brief entworfen, den der „perfekte Arzt" an mich schreibt: „Ich habe Diplome aus Harvard und Oxford und garantiere Ihnen: Mit der Krankheit können Sie 90 Jahre alt werden. Sie sind die netteste Patientin, die ich je hatte. Ich bin auch sehr sympathisch und sehe im Übrigen extrem gut aus…" *(lacht)* So was zu schreiben, macht total Spaß und ermöglicht mir eine neue Sicht auf die Krankheit.

In einem Text beschreibst Du die Beziehung zu deinem CML-Medikament, das Du Mr. G. nennst – nach dem Anfangsbuchstaben des Produktnamens. Mit Mr. G. verbindet Dich ja eine Art Hassliebe.

Das kann man so sagen. Mr. G. erfüllt seine Aufgabe, nämlich die CML in Schach zu halten. Ich verdanke ihm mein Leben, aber Mr. G. macht auch eine Menge Probleme. Auch nach zweieinhalb Jahren verursacht er mir oft Übelkeit und macht mich unheimlich müde. Außerdem habe ich brutal empfindliche Haut – ich sage immer, ich sehe aus wie ein Fetakäse, weil meine Haut so weiß ist. Es gibt Schlimmeres, was aber wirklich nervt, ist eine zunehmende Polyneuropathie…

„Mit der Krankheit umgehen zu lernen, ist der Kampf meines Lebens."

… also Kribbeln und Taubheitsgefühle in Händen und Füßen.

Das ist vor allem beim Autofahren unangenehm – ich bin ja auf das Auto angewiesen, muss damit zur Arbeit fahren. Taube Füße können während der Fahrt auch mal gefährlich werden. Von den Ärzten fühle ich mich mit all den Belastungen durch die CML nicht immer gleichermaßen ernst genommen. Ich sehe ein bisschen die Gefahr, dass man sagt: „Sie haben doch nur CML. Anderen Krebspatienten geht es viel schlechter. Mit den Medikamenten ist doch alles wunderbar." Nach dem Motto: ,Wunderpille rein. Bitte hinten anstellen. Haben Sie Fieber? Nein? Dann Tschüss.' Das kann's nicht sein.

Was würdest Du Dir von den Ärzten wünschen?

Dass sie die psychischen Auswirkungen der CML mehr berücksichtigen. Mich hat die Diagnose in eine schwere Depression gestürzt. Mit der Krankheit umgehen zu lernen, ist der Kampf meines Lebens. Dass auch diese Krebserkrankung bei allen guten Prognosen eine unglaublich große Belastung ist, wird meiner Meinung nach häufig nicht gesehen. Die CML ist für mich wie eine Zeitbombe – kurz nach der Diagnose hatte ich Todesangst. So schlimm ist es heute nicht mehr, inzwischen habe ich mehr Zutrauen. Aber trotzdem ist die Krankheit immer präsent – vor allem wenn ich in die Zukunft schaue. Wie es in fünf oder 20 Jahren sein wird, kann mir niemand sagen.

Lässt sich diese Zeitbombe manchmal etwas entschärfen?

Bei den Zukunftsängsten hilft mir nur Verdrängen – sonst wirst du verrückt, depressiv, traurig. Inzwischen kann ich aber gute und schlechte Gedanken trennen. Ich hab da etwas in mir und weiß nicht, wie es in 15 Jahren sein wird. Aber trotzdem ist heute ein schöner Tag. Ich habe die Wahl, mich für die guten oder die schlechten Gedanken zu entscheiden. Irgendwann bin ich auch an den Punkt gekommen: Du kannst den Rest deines Lebens auf dem Sofa sitzen und heulen – oder du gehst raus in die Welt, so schwer es ist. Da war für mich klar: Gut, ich geh dann jetzt raus!

Was hat Dir den Antrieb dafür gegeben?
Neben dem Schreiben, der Musik, der Natur und der Arbeit vor allem die vielen lieben Menschen: Mein Freund Matthias, meine Familie, meine Schwiegermutter, Freunde und Kollegen haben mich immer sehr unterstützt und durch die vielen harten Zeiten begleitet. Das tat unglaublich gut! Mit meinen Eltern gab es früher immer wieder Konflikte – das hat sich nach zwei Krebserkrankungen meiner Mutter und meiner CML-Diagnose komplett verändert. Wenn die Krankheit zumindest dafür gut war, dass sie einige Familienprobleme beseitigt hat, dann ist immerhin etwas Positives daran.

Worin siehst Du Dein „kleines Kunststück" im Leben mir der CML?
Dass ich meinen Humor nicht verloren habe. Und dass ich eine Kämpferin bin. Ich war so tief am Boden, dass ich gedacht habe, es geht nie wieder bergauf. Mein Kunststück ist, dass ich da wieder rausgekommen bin. Und dann gibt es noch das tägliche kleine Kunststück: Es ist stündlich, ja jede Minute eine Herausforderung, mit dieser Krankheit zu leben und immer aufs Neue Mittel und Wege zu finden, mit dem umzugehen, was einem das Leben grade auftischt.

„Ich bin sehr gespannt auf alles, was die Zukunft bringt!"

Was sind die nächsten Herausforderungen, die Du anpacken möchtest?
Im Dezember fliegen mein Freund und ich nach Südafrika – die erste große Reise nach der Diagnose. Endlich wieder raus in die Welt! Mr. G. ist natürlich auch mit dabei. Ich habe das Bedürfnis, einiges nachzuholen, was ich in den letzten drei Jahren verpasst habe. Und nächstes Jahr wagen mein Freund und ich dann noch eine ganz andere Reise: Wir möchten ein Kind bekommen. Als CML-Patientin geht das nur mit enger ärztlicher Begleitung. Es wird sicher eine Hightech-Schwangerschaft mit Gefahren und Risiken, aber wir wollen es trotzdem versuchen. Ich will mir von der Krankheit keinen Strich durch die Familienplanung machen lassen. Wenn es nicht klappt, hat es der liebe Gott nicht gewollt. Ich bin auf jeden Fall sehr gespannt auf alles, was die Zukunft bringt!

Interview: *Susanne Dietrich*

SEITE 105
Seit der Diagnose sind Stift und Papier für Friederike zu treuen Begleitern geworden – das Schreiben ist ihre ganz persönliche Art, sich mit der Krankheit auseinanderzusetzen.

SEITE 106
Die CML wirft mehr Fragen auf, als es Antworten geben kann. „Aber auch damit lernt man umzugehen", sagt die 32-jährige Förderschullehrerin.

SEITE 109
„Ich habe teilweise einen bitterbösen Humor entwickelt", sagt Friederike. Auch in schweren Zeiten die lustigen und absurden Seiten zu sehen, „das hat mir oft geholfen."

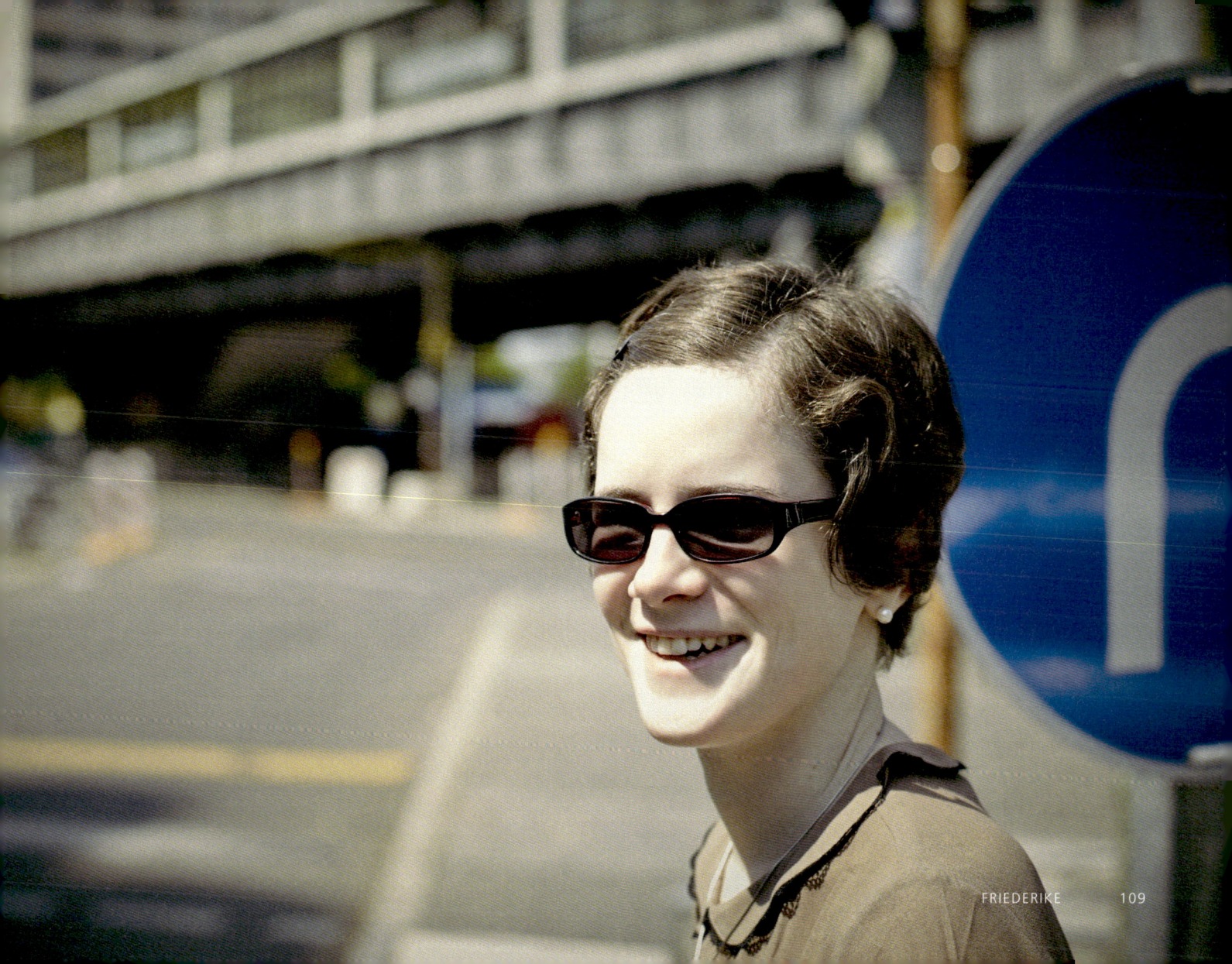

RAINER

Für Rainer war die CML-Diagnose eine 180-Grad-Wende in seinem Leben: Er leitete zuvor sein eigenes Computertechnologie-Unternehmen. Die Liste der Nebenwirkungen, die er auf seine Medikamente bekam, füllte eine ganze DIN-A4-Seite. Er musste seinen Job aufgeben, auch privat geriet alles aus den Fugen. Heute engagiert sich der 46-jährige Berliner nicht nur ehrenamtlich in der Selbsthilfe, er arbeitet auch als wissenschaftlicher Mitarbeiter bei der Deutschen Krebsgesellschaft. Er sagt: „Mit meinem Leben, wie es jetzt ist, fühle ich mich sehr wohl."

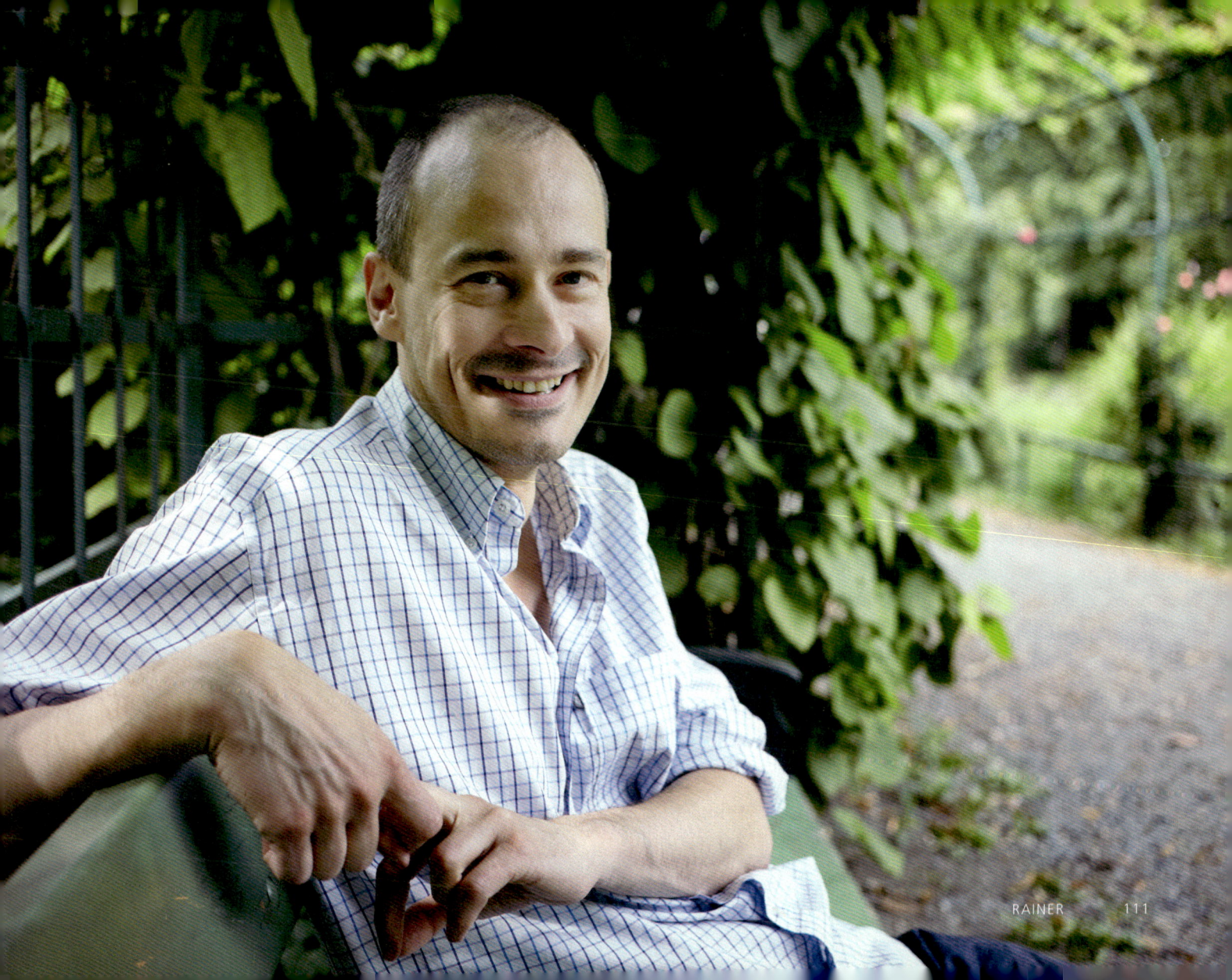

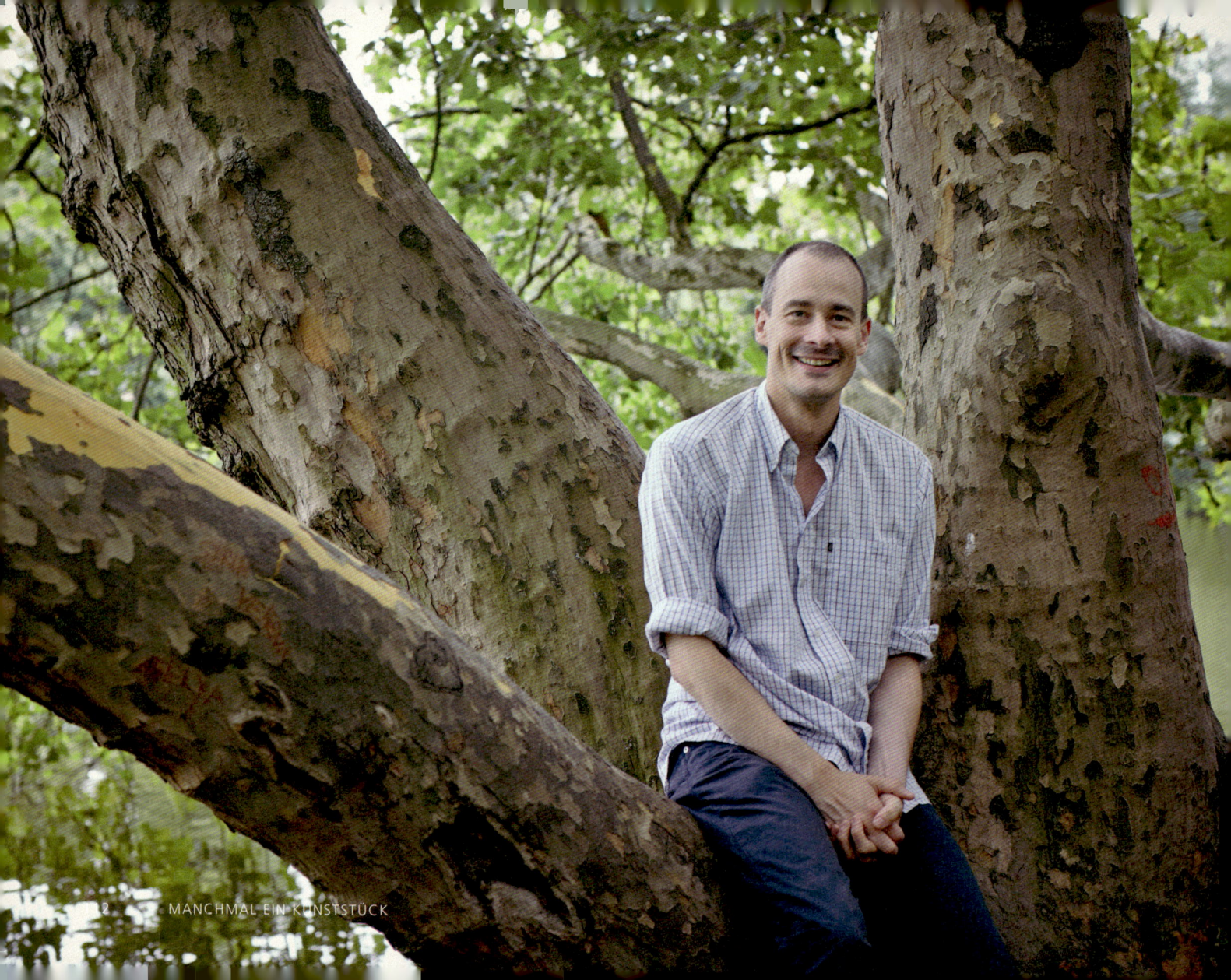

Als Du mit 33 Jahren erfahren hast, dass Du Leukämie hast, kam das nicht ganz überraschend.

Ja, es gibt da zwei Begebenheiten, die ich aber nicht rational erklären kann. Einmal hatte ich Nasenbluten – und das hatte ich sonst nie. Ich musste sofort an den US-amerikanischen Film „Love Story" aus dem Jahr 1970 denken – Hauptfigur Jenny bekommt auch Nasenbluten, später stellt sich heraus: Sie hat Leukämie. Für einen kurzen Moment dachte ich mir: Vielleicht hast Du ja auch Leukämie. Kurz darauf wollte ich Blut spenden, aber ich wurde als Spender abgelehnt, weil mein Hämoglobin-Wert zu niedrig war. Daraufhin habe ich mit meiner Schwester gewitzelt und sie meinte sogar: „Wenn's ernst wird, stehe ich als Knochenmarkspenderin zur Verfügung."

Wie hat sie reagiert, als sich der Verdacht bestätigt hat?

Ich habe dann ein großes Blutbild machen lassen und sie von der Arztpraxis aus angerufen: „Stehst Du noch zu dem, was Du neulich vorgeschlagen hast?" Sie war natürlich geschockt. Ich bin dann nach Hause zu meiner damaligen Freundin und den drei Kindern gefahren, das Jüngste war gerade zwei Monate alt. Sie fragte mich: „Warum bist Du schon so früh hier?" und ich sagte: „Ach, ich wollte nur kurz packen" – und bin gleich weiter in die Notaufnahme. Alle mussten sich in der darauf folgenden Zeit ganz schön umstellen, weil ich mich so sehr verändert habe.

> „Die CML ist so stark zurückgegangen, dass sie nicht mehr nachweisbar war, ich war endlich ‚sauber'."

Wie würdest Du Dich charakterisieren – vor der Diagnose?

Vor Ideen sprühend, voll leistungsfähig. Ich hatte ein Doppelstudium gemacht – Chemie und Pharmazie, habe schon während des Studiums ein Unternehmen gegründet. Es war eine Hundertachtzig-Grad-Wende, ich war nicht mehr derselbe wie zuvor. Anfangs hat es mich nicht so sehr aus der Bahn geworfen, das Nachbeben kam erst später. Ich habe mich zunächst konstruktiv mit dem Thema auseinandergesetzt: In den ersten Wo-chen bin ich wieder zurück an die Uni gegangen und habe mich in der Bibliothek vergraben: habe die Ergebnisse von klinischen Studien gelesen, mich mit meinen Pharmazie-Professoren beraten, weil ich mir nicht sicher war: Wofür sollte ich mich entscheiden – Stammzelltransplantation oder Therapie mit Medikamenten?

Das war im Jahr 2000, das heißt, damals gab es noch nicht die Standard-Therapie wie heute. Wie hast Du Dich entschieden?

Meine Schwester hat sich typisieren lassen und es hat sich herausgestellt, dass sie nicht als Spenderin in Frage kam. Das war für mich ein Wink in Richtung medikamentöser Therapie, außerdem war die Wahrscheinlichkeit, am Leben zu bleiben, bei dieser Variante größer. Ich habe dann an einer Zulassungsstudie teilgenommen. Aber die drei darauf folgenden Jahre waren – vorsichtig ausgedrückt – nicht so toll.

Wie ging es Dir mit der Therapie?

Die Liste meiner Nebenwirkungen war eine DIN-A4-Seite lang. Ich hatte eine schwere Depression, viele Schmerzen, es war nicht einfach, auch nicht für mein Umfeld. Mein ganzes Leben war auf null heruntergefahren: Meine Freundin hat sich von mir getrennt und die drei Kinder mitgenommen. 2004 habe ich meine

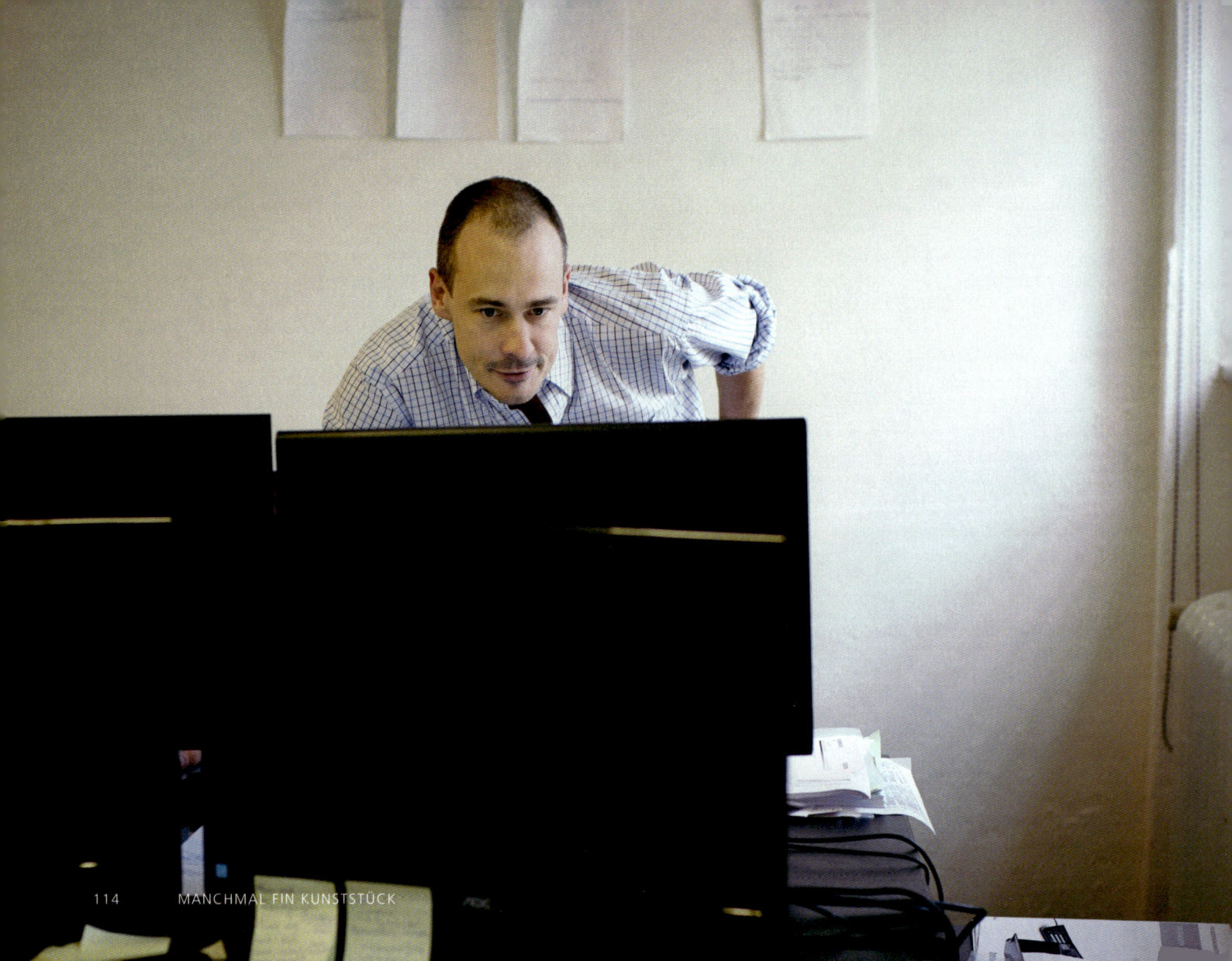

Unternehmensanteile verkauft und bin aus der Firma ausgestiegen. Dass ich nicht den Mut verloren habe, verdanke ich meiner Schwester und ein paar Freunden. Außerdem hat es mir Kraft gegeben, dass ich an Gott glaube. Nicht zu vergessen: meine guten Ärzte. Auch wenn sie mir einen Wunsch nicht erfüllen konnten: Ich wollte während der laufenden Studie das Präparat wechseln.

Warum ging das nicht?

Die klinische Studie diente dazu zu zeigen, dass das neue Medikament wirksamer ist als das alte – und damit das neue auf den Markt kommen konnte, musste das erst einmal bewiesen werden. Nun war ich in der unglücklichen Lage, zu denjenigen zu gehören, die das alte testen mussten. Wäre ich aus der Studie ausgestiegen, hätte ich auch nur das alte Präparat bekommen. Also habe ich die Dosis sehr stark erhöht – bis bei mir etwas passiert ist, was wirklich selten vorkommt: Die CML ist so stark zurückgegangen, dass sie nicht mehr nachweisbar war, ich war endlich „sauber."

Heute nimmst Du keine Medikamente mehr gegen die CML.

Richtig, schon seit drei Jahren, man kann sagen, mein Leben geht wieder bergauf – auch, wenn ich bleibende Schäden davongetragen habe: Ich brauche immer noch Medikamente gegen die chronische Depression, ich habe eine Konzentrationsschwäche, Merkfähigkeitsprobleme und einen Ruhetremor, also ein Zittern in der rechten Hand. Eine Kaffeekanne kann ich zum Beispiel nicht tragen. Ich habe auch Gleichgewichtsstörungen und Probleme

„Auf einem Leukämie-Kongress habe ich meine neue Freundin kennengelernt."

mit plötzlich auftretender Müdigkeit. Deshalb füllt mich meine neue halbe Stelle bei der Deutschen Krebsgesellschaft auch voll aus.

Was sind die Dinge, die Dich heute glücklich machen, bei denen Du vielleicht sogar alles vergessen kannst?

Alles vergessen kann ich nie. Aber es gab auch sehr schöne Ereignisse in letzter Zeit, neben dem neuen Job. Auf einem Leukämie-Kongress habe ich meine neue Freundin kennengelernt. Ich koche sehr gerne mit ihr oder wir zelten an der Lübecker Bucht. Außerdem gibt es da noch einen unerfüllten Traum: Ich würde sehr gerne fliegen lernen, das wollte ich schon immer. Irgendwann, das weiß ich, werde ich das auch noch schaffen.

Interview: *Christiane Hawranek*

SEITE 111
Auf einer Bank am Lietzensee in Berlin: Ganz in der Nähe liegt das Büro von Rainer.

SEITE 112
Ganz vergessen kann Rainer seine Krankheit nie, zu sehr hat sie sein Leben umgekrempelt. Aber mittlerweile sagt er: „Ich fühle mich wohl."

SEITE 114
Rainer arbeitet als wissenschaftlicher Mitarbeiter bei der Deutschen Krebsgesellschaft. Die Halbtagsstelle ist ein Glücksfall für ihn.

BERT

Der Fotograf Bert Spangemacher arbeitete von 1998 bis 2009 in New York, wo er unter anderem Aufnahmen von den Ereignissen um die Terroranschläge vom 11. September 2001 machte. Während einer Langzeitstudie unter Menschen, die damals vor Ort waren, wurde bei ihm CML festgestellt. Mit der Diagnose begann die Reise in ein neues Leben. Für das Buch „Manchmal Ein Kunststück" reiste der 42-Jährige drei Wochen durch ganz Deutschland – von Bayern bis zur Ostsee.

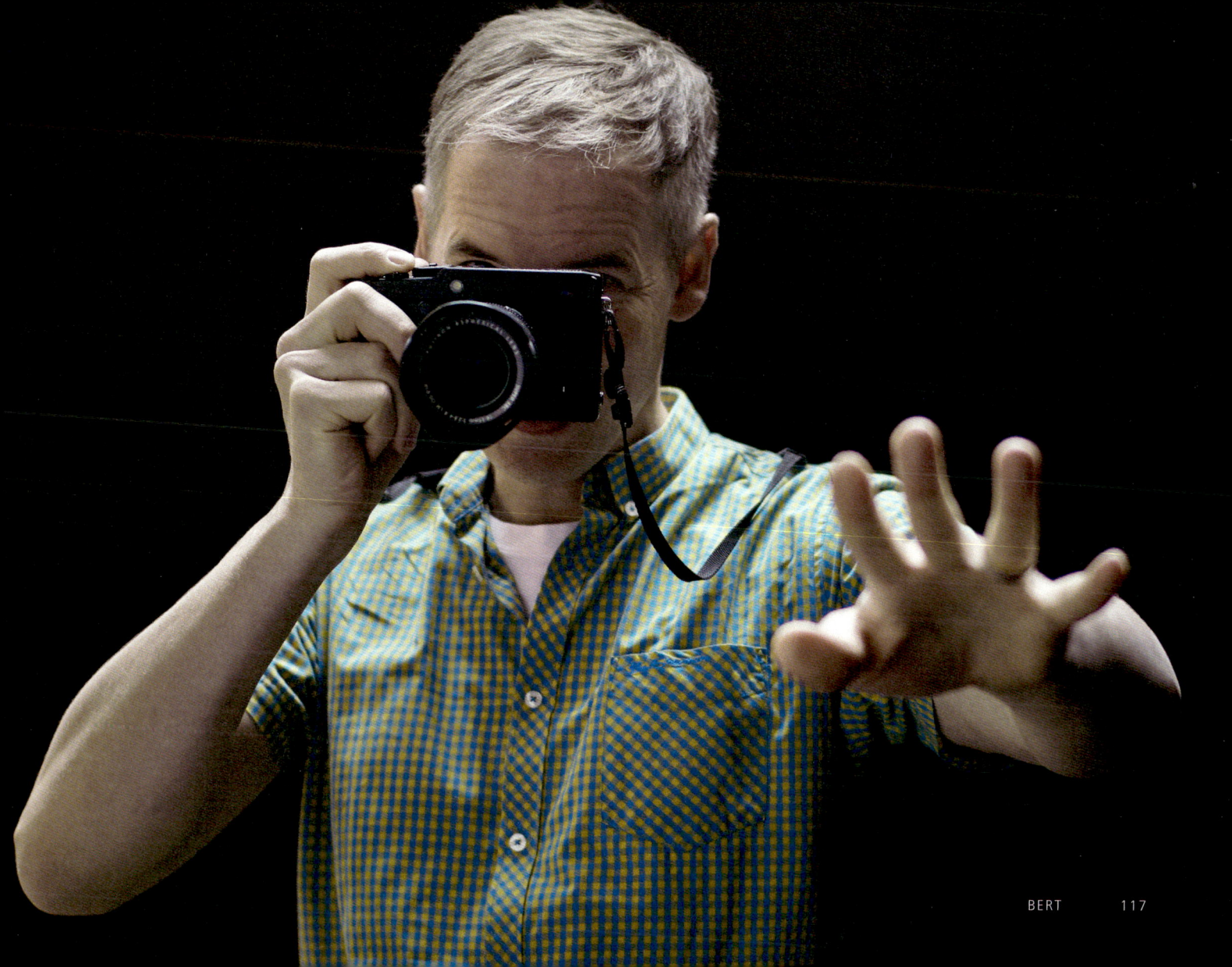

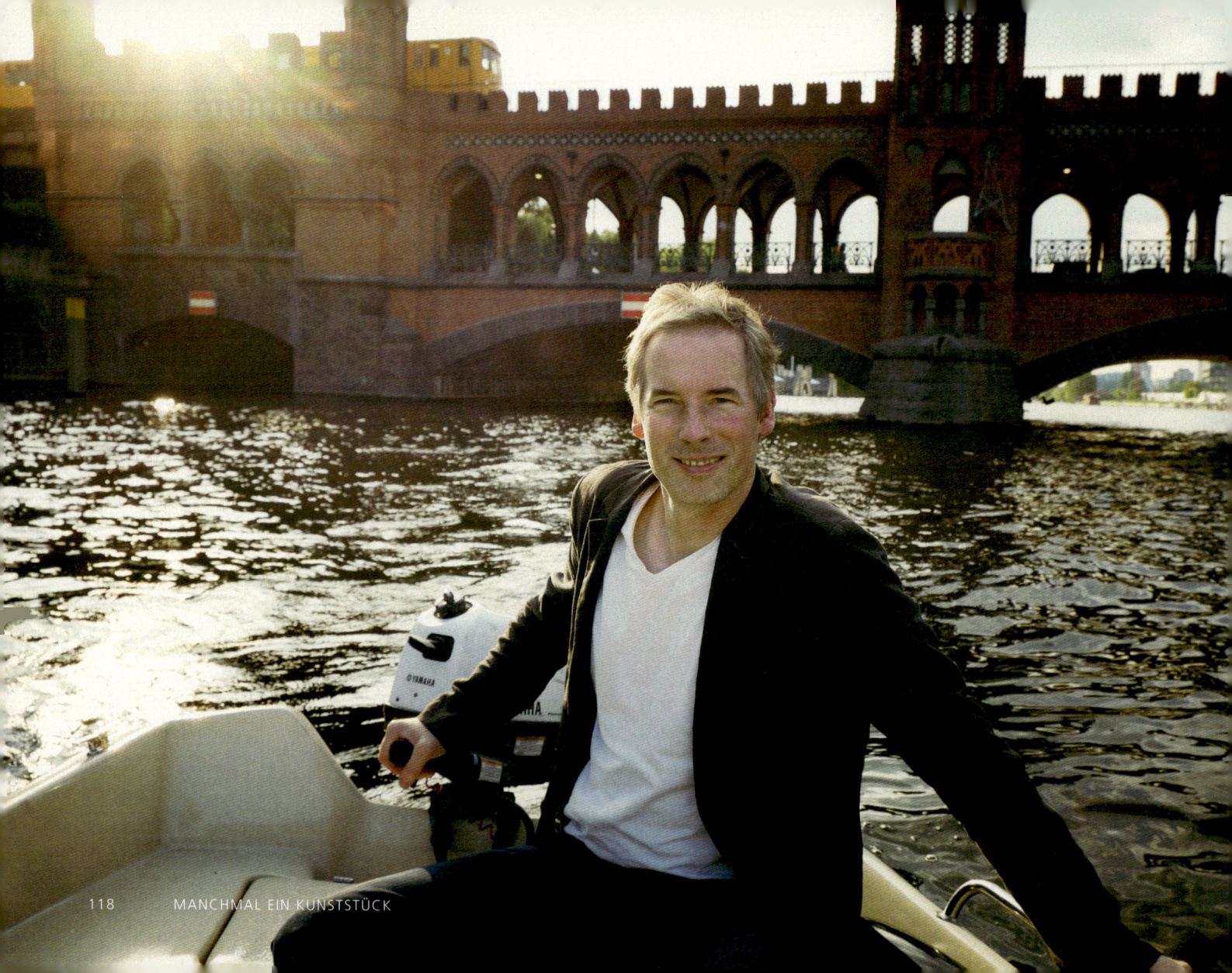

Wie hast Du die Zeit mit den verschiedenen CML-Patienten erlebt, die Du für das Buch fotografiert hast?

Es war auf jeden Fall eine einmalige Erfahrung. Ich habe einen ganzen Tag mit jeder Person verbracht – und man hat sehr viel voneinander gelernt. Wir haben alle die gleiche Krankheit, aber die Behandlung und die Art und Weise, wie man sich mit der CML arrangiert, sind doch sehr individuell. Es gab nicht eine Person, die die gleiche Diagnose oder Erstbehandlung hatte wie ich. Natürlich hatten einige Patienten mehr Glück als andere, aber generell muss ich sagen: Jeder von uns hängt an seinem Leben und versucht, das Maximum aus der geschenkten Zeit zu holen.

Was nimmst Du aus den Begegnungen mit den anderen Patienten mit?

Einige hatten nach der Diagnose mit Schwierigkeiten zu kämpfen, die mir erspart geblieben sind – sei es im gesundheitlichen Bereich oder im sozialen Umfeld. Ich kann mich sehr glücklich schätzen, dass die Therapie bei mir schnell gut angeschlagen hat. Auch zwischenmenschlich habe ich immer viel Unterstützung erfahren – das ging nicht allen so. Meine Frau stand von Anfang an fest an meiner Seite und war jede Sekunde für mich da. Und auch meine Familie und meine Freunde standen voll hinter mir.

Die Diagnose CML bekamst Du im Rahmen einer Langzeitstudie für Menschen, die am 11. September 2001 in New York dem Staub und der Umweltbelastung ausgesetzt waren.

> „Wir haben alle die gleiche Krankheit, aber die Art und Weise, sich damit zu arrangieren, ist doch sehr individuell."

An dieser Studie hatte ich seit 2005 teilgenommen, 2009 wurde die Krankheit bei einer Routineuntersuchung entdeckt. Laut der Studie stehen 52 Krebsarten in direktem Zusammenhang mit der Umweltbelastung von 9/11, aber ich sehe es so: Weil ich am 11. September vor Ort war, wurde die CML bei mir rechtzeitig entdeckt und ich habe gleich die richtige Behandlung bekommen. Das halte ich mir immer wieder vor Augen, weil es hilft.

Trotzdem war die Diagnose sicher ein Schock.

Natürlich, ich fühlte mich ja eigentlich gesund. Es hat mir sehr geholfen, dass meine Frau in dieser Zeit immer bei mir war – an den Tagen, die ich im Krankenhaus verbringen musste, hat sie bei mir im Bett geschlafen. Das hat mir Kraft gegeben. Als ich aus dem Krankenhaus entlassen wurde, habe ich eine E-Mail an alle Freunde und Bekannten geschrieben, in der ich erklärt habe, was passiert war. Denn ich wollte es nicht wieder und wieder erzählen müssen. Fast alle haben zurückgeschrieben oder mich angerufen – dieser Zuspruch tat gut.

Und dann habt Ihr Eure Sachen gepackt und ein neues Leben begonnen.

Nach der Diagnose war klar: Ich hätte in den USA früher oder später ein Versicherungsproblem bekommen. Und da meine Frau und ich schon länger mit dem Gedanken gespielt hatten, New York zu verlassen, sind wir Ende 2009 nach Berlin gezogen.

Ein kompletter Neustart, kurz nach der Diagnose.

Es war auf jeden Fall ein richtiger Kaltstart, unser persönliches Kunststück – in eine neue Stadt zu ziehen, in der man weder soziale noch berufliche Kontakte hat. Gesundheitlich ging es mir nach der

Chemotherapie zwar verhältnismäßig gut, trotzdem fühlte ich mich abgeschlagen und müde. Aber der Umzug und der neue Lebensabschnitt haben mich so stark beschäftigt, dass die ganze CML-Sache in dieser Zeit ein bisschen in den Hintergrund trat. Als freiberuflicher Fotograf in Berlin neue Kunden zu akquirieren, war anfangs nicht ganz einfach, man brauchte einen langen Atem. Heute können wir sagen: Es war die richtige Entscheidung, nach Berlin zu gehen – die Lebensqualität ist hoch und ein Fotostudio, wie ich es jetzt in Kreuzberg habe, hätte ich mir in New York niemals leisten können.

Fühlst Du Dich in Deinem Alltag durch die CML eingeschränkt?

Eigentlich nicht. Ich nehme ein Mal am Tag meine Pille – und das war's. Auch die Nebenwirkungen halten sich in Grenzen. Ich habe mir über die CML nie groß Gedanken gemacht. Allerdings bekam mein Optimismus einen Dämpfer, als ich Anfang dieses Jahres einen Bandscheibenvorfall und gleichzeitig eine schwere Magen-Darm-Grippe hatte. Ich musste mein Medikament zum Teil erbrechen – plötzlich kam der Gedanke auf, dass auch mal der Moment kommen könnte, in dem das Medikament nicht mehr wirkt. Aber grundsätzlich bin ich nach wie vor zuversichtlich.

Wie empfindest Du das Leben mit einer chronischen Krankheit?

CML ist sicher keine Diagnose, die man sich wünscht. Aber wenn der Arzt einem sagt, man hat Leukämie, sollte man doch froh sein, dass man die CML bekommen hat. So sehe ich es jedenfalls. Und auch wenn es für Außenstehende vielleicht fremdartig

„CML ist das Beste, was mir passieren konnte."

klingt: Die CML ist das Beste, was mir passieren konnte. Aufgrund der Tatsache, dass man sich mit unangenehmen Situationen beschäftigen muss, lernt man vieles besser zu schätzen und schiebt Dinge, die einem wichtig sind, nicht mehr auf die lange Bank. Das eröffnet eine andere Lebensperspektive.

Was wünschst Du Dir für dieses Buch?

Im Internet findet man heute viele Informationen über das Krankheitsbild, die Diagnose oder die Therapie von CML. Aber was mir immer gefehlt hat, waren echte und ehrliche Patientenstimmen von Leuten, die schon länger mit der Krankheit leben. Ich wünsche mir, dass Menschen, bei denen die CML neu diagnostiziert wird, Zugang zu dem Buch finden und dass die Geschichten und Schicksale ihnen zeigen, dass das Leben weitergeht. Zum Glück. Und dass einem trotz gewisser Schwierigkeiten ein neues Leben geschenkt wird.

Interview: *Susanne Dietrich*

SEITE 117
Aus den Begegnungen mit verschiedenen CML-Patienten für das Buch „Manchmal ein Kunststück" nimmt Bert die Erkenntnis mit: „Jeder von uns hängt an seinem Leben – und versucht auf seine Art, das Beste daraus zu machen."

SEITE 118
Nach dem Umzug von New York nach Berlin vermisste Bert anfangs oft das Leben in der facettenreichen US-Metropole. Heute fühlt sich der 42-Jährige sehr wohl in der deutschen Hauptstadt – hier bei einer Bootfahrt auf der Spree.

SEITE 121
Bert möchte seine Kompetenz und Ausdruckskraft als Fotograf einsetzen, um anderen CML-Patienten Mut zu machen. „Die Bilder in diesem Buch sollen zeigen: Es wird einem auch ein neues Leben geschenkt."

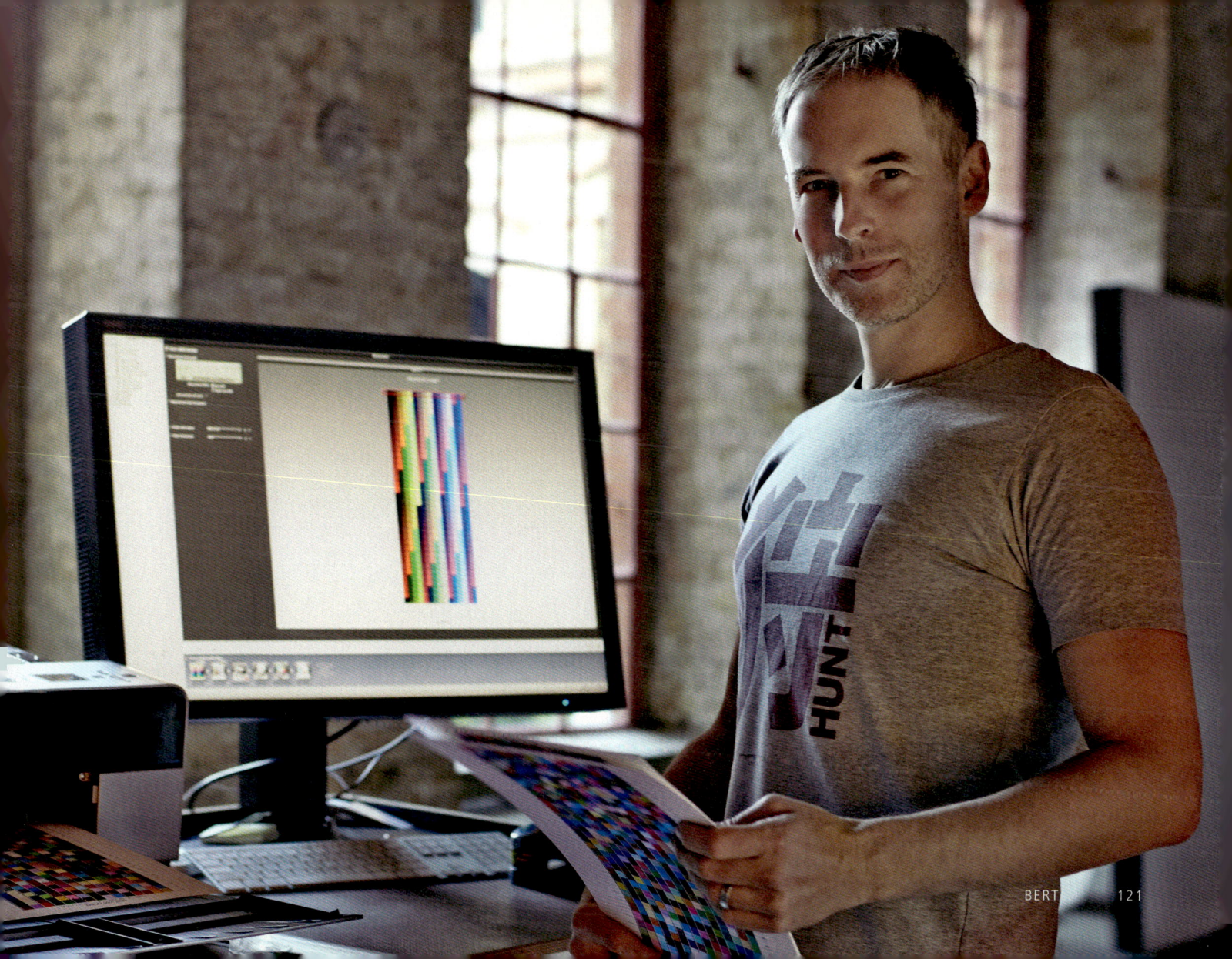

ÜBER CHRONISCHE MYELOISCHE LEUKÄMIE

Die Chronische Myeloische Leukämie (CML) ist eine bösartige Erkrankung der blutbildenden Zellen. Sie ist gekennzeichnet durch eine genetische Veränderung, in der Teile der Chromosomen 9 und 22 verschmelzen und ein ungebremstes Wachstum der weißen Blutkörperchen auslösen.

Noch vor ungefähr 15 Jahren verlief eine CML für die Mehrheit der Patienten tödlich. Durch Fortschritte in der Forschung haben CML-Patienten heute unter kontinuierlicher Therapie eine nahezu normale Lebenserwartung mit einer guten Lebensqualität.

Die CML gilt als seltene Erkrankung. In Deutschland erkranken jährlich etwa 1.200 Menschen an dieser Form der Leukämie. Sie macht nur etwa 15% aller Leukämienfälle bei Erwachsenen aus. Das Durchschnittsalter bei Diagnosestellung ist etwa das 65. Lebensjahr. Es gibt durchaus aber auch junge Patienten, auch wenn CML-Erkrankungen bei Kindern nur äußerst selten sind. Männer sind etwas häufiger betroffen als Frauen.

Man hat beobachtet, dass radioaktive Strahlen oder manche Giftstoffe das Risiko für die Entstehung einer CML erhöhen. Der Grund für die Entstehung dieser Erkrankung ist aber unbekannt. Man geht nicht von einer Vererblichkeit der CML aus.

MITWIRKENDE

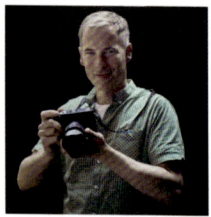

BERT SPANGEMACHER hat seine Leidenschaft zum Beruf gemacht. Als freier Fotograf arbeitet er von 1998 bis 2009 in New York und portraitierte viele namhafte Persönlichkeiten für internationale Magazine und Werbekunden. Die Terroranschläge am 11. September in New York hat er hautnah miterlebt und fotografiert. 2009 erhielt er seine CML-Diagnose. Zu diesem Zeitpunkt war er Teilnehmer einer Langzeitstudie, in der die Umweltbelastung durch den Staub um Ground Zero untersucht werden sollte. Seit 2010 wohnt er mit Frau und Hund in Berlin.
office@spangemacher.com

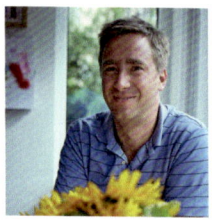

JAN GEIßLER erfuhr im Jahr 2001 von seiner CML-Diagnose. Ein halbes Jahr später initiierte er leukaemie-online.de, um mit deutschsprachigen Patienten zu teilen, was er aus englischen Fachveröffentlichungen zur CML lernte. Seit 10 Jahren gibt er Patienten auf deutscher und EU-Ebene eine starke Stimme in der Gesundheitspolitik und arbeitet als Patientenvertreter weltweit eng mit Krebsforschern zusammen.
jan@leukaemie-online.de

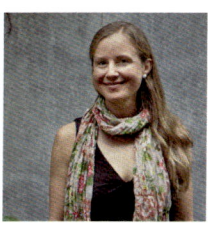

SUSANNE DIETRICH arbeitet als freie Journalistin vorwiegend für die Redaktion Gesellschaft & Familie des Bayerischen Rundfunks. Zu ihren Schwerpunkten zählen die Bereiche Gesundheit und Verbraucher. Neben ihrer Autoren-Tätigkeit führt sie Regie in der Sendung „Das Gesundheitsgespräch" auf Bayern 2. In ihren Texten liegen ihr vor allem die Schicksale von Menschen mit all ihren Facetten am Herzen – sie ist der festen Überzeugung, dass das Leben die spannendsten Geschichten schreibt.

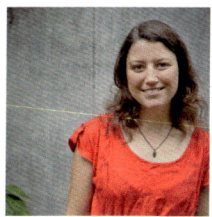

CHRISTIANE HAWRANEK arbeitet vor allem als Reporterin für die Hörfunk-Redaktionen Gesellschaft & Familie, Religion & Kirche sowie Politik & Hintergrund des des Bayerischen Rundfunks. Weitere Auftraggeber der freien Journalistin sind Deutschlandfunk und Deutschlandradio, sowie Zeitungen wie zum Beispiel DIE ZEIT. Sie interessiert sich für alles, was mit Leben und Tod zu tun hat und berichtet am liebsten über medizinethische Themen wie Organspende oder Präimplantationsdiagnostik.
christiane_hawranek@web.de

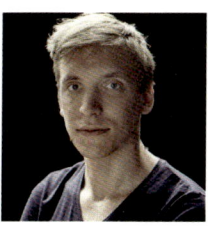

MATTHIEU DE SCHEPPER schloss im Jahr 2010 sein Grafikdesign-Studium an der Sint-Lucas Beeldende Kunst in Gent ab. Seit 2012 wohnt er in Berlin, wo er als freiberuflicher Grafiker arbeitet. In seinen Entwürfen strebt er stets einen reinen Stil an und legt großen Wert auf ein Gleichgewicht von Form und Inhalt. Seine Kunden sind vorwiegend Künstler, Designer, Fotografen und Architekten.
info@matthieudeschepper.be

DANKSAGUNG

UNTERSTÜTZUNG

Dieses Buch entstand mit freundlicher finanzieller Unterstützung durch Privatspenden und Novartis Pharma GmbH Geschäftseinheit Oncology, aber ohne jegliche Einflussnahme auf die Inhalte. Herzlichen Dank an alle, die dieses spannende Projekt unterstützt haben!

WIR BEDANKEN UNS FÜR DIE HILFE BEI

Sumi Spangemacher, Michi Geißler, Martina Lehnert-Grimm, Nikola Berger, Marie-Christine Eckle, Sunna Gieseke, Ina Meyer, Thomas Pollack, Odin Schumacher, und Frank Winkler

IMPRESSUM

FOTOGRAF & KREATIV DIREKTION
BERT SPANGEMACHER fotografiert
Admiralstrasse 17a
10999 Berlin
www.spangemacher.com

INTERVIEWS
Susanne Dietrich
Christiane Hawranek

GRAFIK
Matthieu De Schepper
www.matthieudeschepper.be

DRUCK
AZ Druck und Datentechnik Berlin

BILDRECHTE
Die Rechte aller Bilder liegen bei Bert Spangemacher
und dem Herausgeber.

© 2013 Bert Spangemacher & LeukaNET e.V.

ISBN 978-3-00-043208-8

HERAUSGEBER
Leukämie-Online / LeukaNET e.V.
Am Rothenanger 1b
85521 Riemerling
V.i.S.d.P: Jan Geissler (1. Vorsitzender LeukaNET e.V.)
www.kleines-kunststueck.de, www.leukaemie-online.de

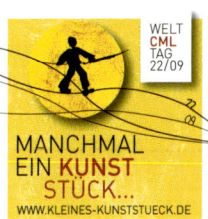